实用周围神经超声检查及典型病例图解

沈素红 ◎ 主　编

耿丰勤　陈　超　付　卓 ◎ 副主编

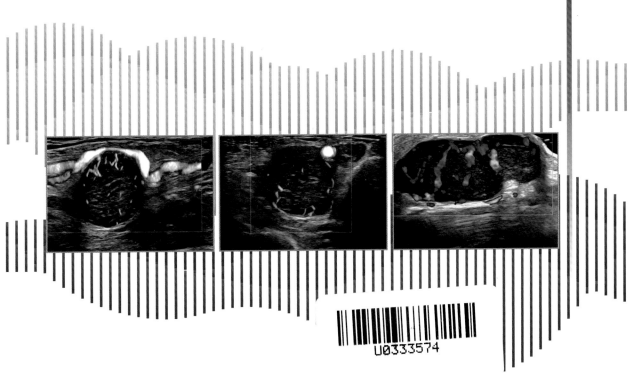

科学技术文献出版社
SCIENTIFIC AND TECHNICAL DOCUMENTATION PRESS

·北京·

图书在版编目（CIP）数据

实用周围神经超声检查及典型病例图解 / 沈素红主编. -- 北京：科学技术文献出版社, 2024. 12.

ISBN 978-7-5235-2108-3

I . R745.04-64

中国国家版本馆 CIP 数据核字第 20246YH535 号

实用周围神经超声检查及典型病例图解

策划编辑：张 蓉 责任编辑：张 蓉 危文慧 责任校对：张吲哚 责任出版：张志平

出 版 者	科学技术文献出版社
地 址	北京市复兴路15号 邮编 100038
编 务 部	（010）58882938，58882087（传真）
发 行 部	（010）58882868，58882870（传真）
邮 购 部	（010）58882873
官 方 网 址	www.stdp.com.cn
发 行 者	科学技术文献出版社发行 全国各地新华书店经销
印 刷 者	北京地大彩印有限公司
版 次	2024 年 12 月第 1 版 2024 年 12 月第 1 次印刷
开 本	787 × 1092 1/16
字 数	206千
印 张	10.5
书 号	ISBN 978-7-5235-2108-3
定 价	108.00元

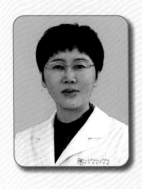

沈素红

主任医师，硕士研究生导师，河南省洛阳正骨医院（河南省骨科医院）功能检查中心主任。

【社会任职】

中国超声医学工程学会中西医结合超声专业委员会副主任委员，中国超声医学工程学会肌骨超声专业委员会委员，中国中医药信息学会超声医学分会副会长，中国研究型医院学会肌骨及浅表超声专业委员会常务委员，中国医师协会超声医师分会肌骨超声专业委员会委员，河南省中西医结合学会超声分会副主任委员，河南省中西医结合学会骨伤分会肌骨超声专业委员会主任委员，河南省医师协会超声医师分会常务委员，河南省医学会超声医学分会委员。

【专业特长】

擅长肌肉骨骼、外周神经超声诊断及介入治疗。

【工作经历】

1993年至今在河南省洛阳正骨医院（河南省骨科医院）工作，曾先后在中国医学科学院阜外医院、北京大学第三医院、天津市妇女儿童保健中心进修学习超声心动图、肌骨超声及小儿髋关节超声。

【学术成果】

获中国中西医结合学会科学技术奖二等奖1项，中华中医药学会科学技术奖三等奖1项，河南省中医药科技成果奖一等奖2项、二等奖3项，河南省医学科学技术奖二等奖2项。以第一作者及通信作者发表专业论文30余篇，参编专著6部。

编者名单

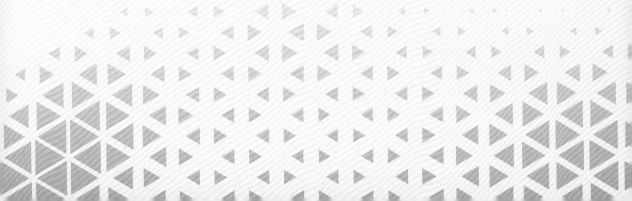

主 编 沈素红

副主编 耿丰勤 陈 超 付 卓

编 者 （按姓氏笔画排序）

王战业 苏北人民医院

付 卓 河南省洛阳正骨医院（河南省骨科医院）

付嘉好 湖南中医药大学

吕海霞 河南科技大学第一附属医院

任燎原 西安交通大学附属红会医院

许 派 河南中医药大学

李 耿 河南省洛阳正骨医院（河南省骨科医院）

沈素红 河南省洛阳正骨医院（河南省骨科医院）

张伊琳 河南省洛阳正骨医院（河南省骨科医院）

张要丽 河南省洛阳正骨医院（河南省骨科医院）

陈 超 河南省洛阳正骨医院（河南省骨科医院）

耿丰勤 河南省洛阳正骨医院（河南省骨科医院）

莫元春 重庆市垫江县中医院

戚伟华 河南省洛阳正骨医院（河南省骨科医院）

程 起 深圳市宝安区人民医院

序　言

　　近年来肌骨超声蓬勃发展，肌骨神经超声更是已经成为骨科、显微外科、疼痛科、麻醉科等多个学科不可或缺的诊断或辅助治疗手段，也是超声医学的研究热点。河南省洛阳正骨医院（河南省骨科医院）沈素红主任带领的团队在肌骨超声领域开展了许多实实在在的工作，他们不仅在临床诊断上有着丰富的经验，而且在肌骨超声的培训方面也做了扎实的工作。《实用周围神经超声检查及典型病例图解》一书是沈主任团队多年来临床经验的总结。本书不仅详细介绍了正常周围神经的超声检查手法和各部位神经的正常声像图，更是收集了团队多年来工作中积累的周围神经病变典型病例，并配以详细的文字解析，图文并茂，内容丰富，具有很强的临床实用性和参考价值，尤其适合肌骨超声初学者，特别是基层单位的超声医师，对于其他相关专业的临床医师也是一本大有裨益的参考书。

　　本书处处体现出沈主任团队的专业精神和对细节的严谨态度。精美的病例图片及详细的解析倾注了编者们的心血和汗水，体现了他们求真务实的敬业精神。我很欣慰看到越来越多的超声科同仁致力于肌骨神经超声的临床与科研，我相信本书的出版有助于推动我国肌骨神经超声的普及与发展，同时也可为更多的患者带来福音。独木不成林，一花难成春，希望越来越多的"超人"能掌握神经超声技术，踏踏实实地为人民服务。

　　最后，希望《实用周围神经超声检查及典型病例图解》一书能够得到广大医学同仁的认可和喜爱，也衷心祝愿沈主任及其团队在未来的工作中取得更多的成就。

空军军医大学西京医院超声科

2024 年 4 月

前　言

随着肌骨超声技术的迅猛发展及超声设备的精进，超声在周围神经方面的应用越来越广泛。周围神经解剖结构复杂，在人体行程长、分布广泛、走行多变且分支细小，为常规的影像学检查带来一定难度，而超声检查具有灵活方便、实时动态、可以根据不同检查深度选择合适频率的探头等优势，不仅可以清晰显示外周神经的形态、与周围组织的毗邻关系，还可以动态追踪观察神经的走行，高频超声探头还可清晰显示细小的皮神经结构，所以超声在周围神经系统的应用较其他影像学检查更具优越性。超声不仅可以对周围神经卡压性病变、外伤性病变、肿瘤性病变等做出快速、准确的诊断，还可以为临床医师确定手术方案、定位手术部位提供有价值的指导，具有重要的临床意义。神经超声检查和其他超声检查一样，是临床经验的积累，阅读大量的典型病例必定有利于诊断水平的提高。本人及团队成员近年来在外周神经的超声应用方面开展了一些工作，积累了大量典型的神经超声病例，希望这些典型病例能为初学神经超声的同道，尤其是基层医院的超声医师提供一些有益的帮助和参考，这也是我们团队编写本书的初衷。

本书共分两章，第一章为正常周围神经超声检查，包括正常周围神经超声的检查方法、标准体位及正常声像图，配以规范化的扫查视频和讲解，可以让初学者快速掌握正常周围神经超声的检查方法及要领。第二章为周围神经常见病变超声诊断及典型病例图解，共有130余个典型病例的超声图像及30余个病例的视频，每个病例均包括详细的病史、临床表现、神经电生理检查结果及典型超声图片，部分病例还有手术及病理图片。每一例图片均经过精挑细选，图后配有详细的注释，部分典型病例还配以病例解析或相关知识点解读，以期让读者充分了解每一个典型病例的声像图特点，并通过结合其病史、临床表现、电生理特征、手术所见及病理结果，了解该病的相关超声特点并掌握诊断要领。

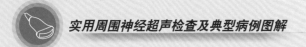

　　"道阻且长，行则将至"。在此，感谢编写团队每一位成员的辛勤付出；感谢为本书出版做出贡献的每一位同道；也感谢多年来理解、支持和陪伴我的家人们。

　　虽然我们在编写本书时，力求图片精美、有代表性，图注清晰易懂，病例解析详细到位，但由于水平有限，难免会有一些差错和不足之处，还望读者批评指正。

沈素红

2024 年 4 月

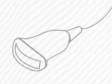

目　录

第一章

正常周围神经超声检查

第一节　臂丛神经超声检查

臂丛神经由 $C_5 \sim C_8$ 及 T_1 神经根的前支组成，于前、中斜角肌之间形成三个神经干，其中 C_5 和 C_6 组成上干，C_7 自成中干，C_8 和 T_1 组成下干。每条神经干在锁骨水平分为前后两股，继而交织组合，于锁骨下窝水平形成三个神经束：内侧束、外侧束和后束。

臂丛神经的超声检查可以从椎旁区、肌间沟区、锁骨上区、锁骨下区、腋窝区分别扫查。

一、椎旁区：主要识别标志为椎体前、后结节

椎旁区主要检查 $C_5 \sim C_8$ 神经根，T_1 神经根由于位置较深不列为常规超声检查项目。各神经根的定位可根据颈椎横突的形态来判断。C_5、C_6 的横突均有前结节和后结节（图1-1-1、图1-1-2）；C_7 仅可见后结节，而前结节不明显，在超声上表现为"沙滩椅征"（图1-1-3）。据此可先找到 C_7 后结节并确定 C_7 神经根，其他神经根可依此向上、向下而确定。

受检者取仰卧位，头偏向对侧，探头可横切放置于一侧颈部，调整探头至声像图显示出前、后两个结节状强回声结构，后伴声影。前、后结节之间的低回声结构即为相应节段的颈神经根（图1-1-1 ～图1-1-3）。扫查方法及讲解见视频1-1-1。

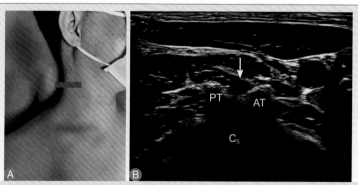

A.体位及探头位置示意；B.超声图像。C_5：颈5横突；AT：前结节；PT：后结节；白箭：C_5神经根。

图1-1-1　C_5神经根短轴切面

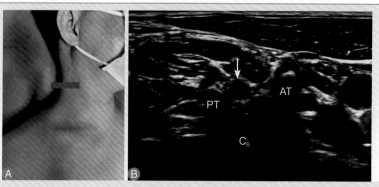

A.体位及探头位置示意；B.超声图像。C_6：颈6横突；AT：前结节；PT：后结节；白箭：C_6神经根。

图1-1-2　C_6神经根短轴切面

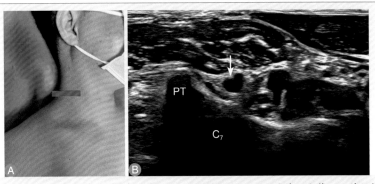

A.体位及探头位置示意；B.超声图像。C₇：颈7横突；PT：后结节；白箭：C₇神经根。

图1-1-3　C₇神经根短轴切面

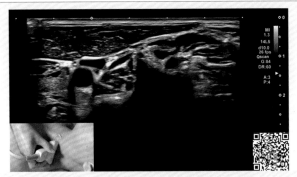

视频1-1-1　椎旁区臂丛神经扫查

二、肌间沟区：主要识别标志为前、中斜角肌

受检者取仰卧位，头偏向对侧，探头横切置于颈部前、中斜角肌之间，可探及呈"串珠样"排列的多个类圆形低回声结构。在斜角肌的不同水平，可以表现为三个神经干的类圆形低回声（图1-1-4），也可以表现为由浅至深排列的 C₅ ~ C₈ 神经根低回声（图1-1-5）。扫查方法及讲解见视频1-1-2。

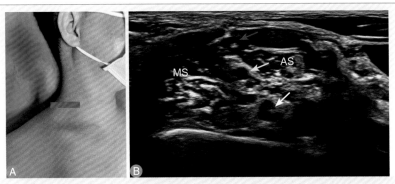

A.体位及探头位置示意；B.超声图像。红箭：臂丛上干；黄箭：臂丛中干；白箭：臂丛下干；AS：前斜角肌；MS：中斜角肌。

图1-1-4　肌间沟区臂丛神经短轴切面

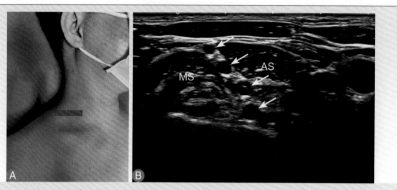

A.体位及探头位置示意；B.超声图像。白箭：由浅至深示C₅、C₆、C₇、C₈神经根；AS：前斜角肌；MS：中斜角肌。

图1-1-5 肌间沟区臂丛神经短轴切面

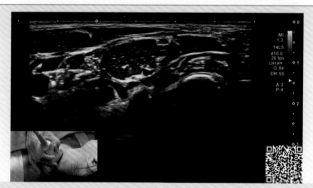

视频1-1-2 肌间沟区臂丛神经扫查

三、锁骨上区：主要识别标志为锁骨下动脉

受检者取头正位或稍偏向对侧，探头横切置于锁骨上窝，超声先显示锁骨下动脉的短轴，其外上方呈"筛网状"的结构即为锁骨上区臂丛神经（图1-1-6），其深面强回声为第1肋骨，后伴声影。扫查方法及讲解见视频1-1-3。

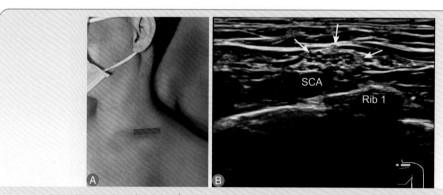

A.体位及探头位置示意；B.超声图像。白箭：臂丛神经；SCA：锁骨下动脉；Rib 1：第1肋骨。

图1-1-6 锁骨上区臂丛神经短轴切面

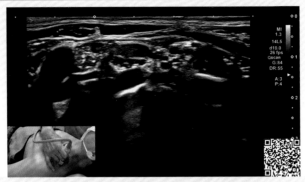

视频1-1-3　锁骨上区臂丛神经扫查

四、锁骨下区：主要识别标志为腋动脉和腋静脉

受检者取平卧位，上臂外展 20°～30°，探头置于锁骨下斜纵切，先显示腋动脉和腋静脉的短轴，在腋动脉周围可见臂丛神经的三个束，外侧束位于腋动脉外侧，内侧束位于腋动脉和腋静脉之间，后束位于腋动脉的深面（图 1-1-7）。有时三个束不一定能在一个切面内清晰显示，需适当调整探头方向扫查。扫查方法及讲解见视频 1-1-4。

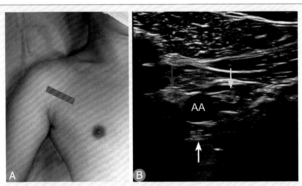

A.体位及探头位置示意；B.超声图像。红箭：臂丛外侧束；黄箭：臂丛内侧束；白箭：臂丛后束；AA：腋动脉。

图1-1-7　锁骨下区臂丛神经短轴切面

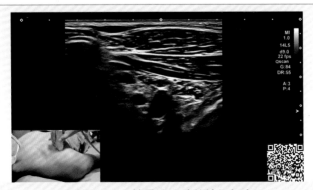

视频1-1-4　锁骨下区臂丛神经扫查

五、腋窝区：主要识别标志为腋动脉和腋静脉

受检者取平卧位，上臂外展90°，探头横切置于腋窝处，显示腋动脉和腋静脉的短轴，于血管周围可探及臂丛神经的多个分支，呈类圆形或扁圆形"筛网状"结构。其中正中神经位于腋动脉的上方或外上方，尺神经位于腋动脉和腋静脉之间，桡神经位于腋动脉后方，肌皮神经位于喙肱肌内（图1-1-8）。扫查方法及讲解见视频1-1-5。

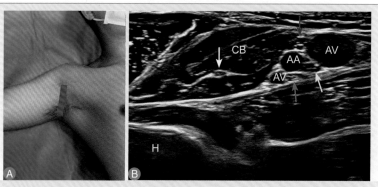

A.体位及探头位置示意；B.超声图像。红箭：正中神经；黄箭：尺神经；蓝箭：桡神经；白箭：肌皮神经；CB：喙肱肌；AA：腋动脉；AV：腋静脉；H：肱骨。

图1-1-8　腋窝区臂丛神经分支短轴切面

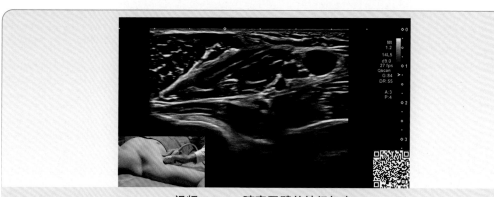

视频1-1-5　腋窝区臂丛神经扫查

第二节　正中神经超声检查

正中神经由臂丛神经外侧束的外侧根和内侧束的内侧根组成。在上臂段，正中神经沿肱二头肌内侧走行，与肱动脉伴行。降至肘窝后，穿旋前圆肌肱骨头与尺骨头之间，向下走行于前臂正中指浅屈肌和指深屈肌之间，于前臂下段浅出达腕管。

正中神经的超声检查可以从以下几个部位分别扫查。

一、上臂段：主要识别标志为肱动脉

探头横切置于上臂段偏内侧，显示肱动脉短轴，其旁的"筛网状"结构即正中神经短轴（图1-2-1）。可继续向近端或远端追踪扫查。扫查方法及讲解见视频1-2-1。

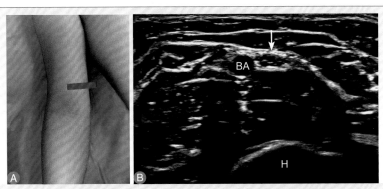

A.体位及探头位置示意；B.超声图像。白箭：正中神经；BA：肱动脉；H：肱骨。
图1-2-1 上臂下段正中神经短轴切面

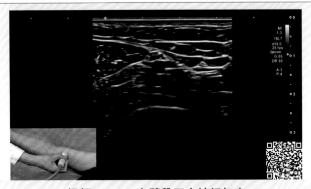

视频1-2-1 上臂段正中神经扫查

二、肘前部：主要识别标志为肱动脉、旋前圆肌和尺动脉

探头横切置于肘前部，先显示肱动脉短轴，其内侧"筛网状"结构即正中神经短轴，继续向远端追踪扫查，可见正中神经向深部走行于旋前圆肌肱骨头与尺骨头之间，并与尺动脉伴行（图1-2-2）。此处为正中神经卡压的好发部位。扫查方法及讲解见视频1-2-2。

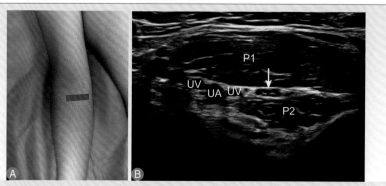

A.体位及探头位置示意；B.超声图像。P1：旋前圆肌肱骨头；P2：旋前圆肌尺骨头；UA：尺动脉；UV：尺静脉；白箭：正中神经。

图1-2-2　旋前圆肌水平正中神经短轴切面

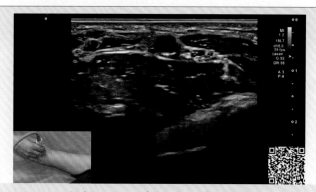

视频1-2-2　肘前部正中神经扫查

三、前臂段：主要识别标志为指浅屈肌和指深屈肌

探头横切放置于前臂中下段，于指浅屈肌和指深屈肌之间可见"筛网状"结构的正中神经短轴（图1-2-3A、图1-2-3B）。探头旋转90°可显示正中神经长轴切面，呈条状低回声结构，内可见神经束膜呈细线状高回声（图1-2-3C、图1-2-3D）。扫查方法及讲解见视频1-2-3。

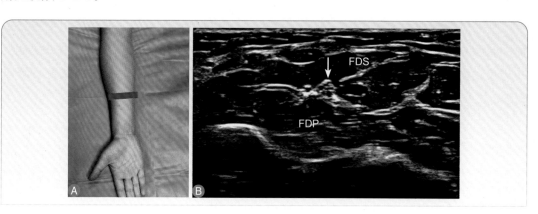

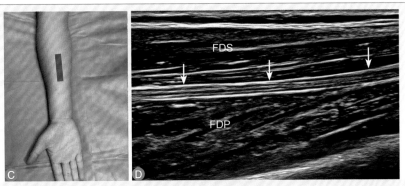

A.体位及探头位置示意；B.前臂中下段正中神经短轴切面；C.体位及探头位置示意；D.前臂中下段正中神经
长轴切面。FDS：指浅屈肌；FDP：指深屈肌；白箭：正中神经。

图1-2-3 前臂中下段正中神经短轴及长轴切面

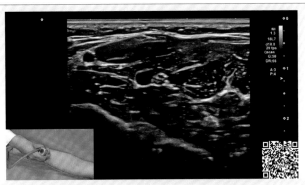

视频1-2-3 前臂段正中神经扫查

四、腕管处：主要识别标志为腕横韧带和腕管

探头横切置于腕横纹处，可显示近端腕管，正中神经位于腕横韧带深方，呈扁平"筛网状"结构，其深面为4根指浅屈肌腱和4根指深屈肌腱，桡侧为拇长屈肌腱。此处骨性标志桡侧为舟骨、尺侧为豌豆骨（图1-2-4A、图1-2-4B）。探头横切继续向远端移行，可显示远端腕管及其内走行的正中神经，此处骨性标志桡侧为大多角骨结节、尺侧为钩骨（图1-2-4C、图1-2-4D）。扫查方法及讲解见视频1-2-4。

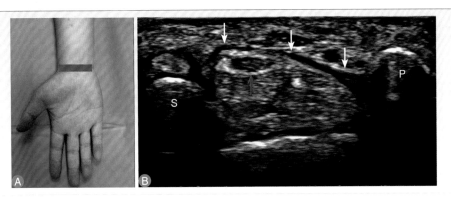

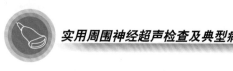

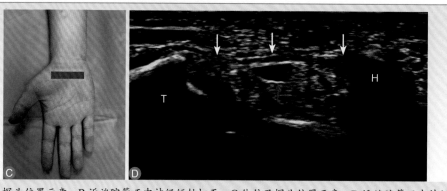

A.体位及探头位置示意；B.近端腕管正中神经短轴切面；C.体位及探头位置示意；D.远端腕管正中神经短轴切面。S：舟骨；P：豌豆骨；T：大多角骨；H：钩骨；白箭：腕横韧带；红箭：正中神经。

图1-2-4　腕管水平正中神经短轴切面

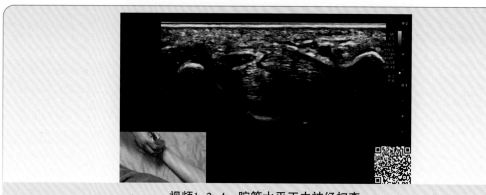

视频1-2-4　腕管水平正中神经扫查

第三节　尺神经超声检查

　　尺神经发自臂丛神经内侧束，初与肱动脉伴行，继而离开肱动脉向后下方，至内上髁后方的尺神经沟内，再向下穿尺侧腕屈肌两头之间至前臂掌面内侧，沿尺侧腕屈肌和指深屈肌之间下行，继而与尺动脉伴行，于桡腕关节上方分出较细的手背支，主干下行至豌豆骨水平分为浅支和深支。

　　尺神经的超声检查可以从以下几个部位分别扫查。

一、肘管处：主要识别标志为肱骨内上髁和尺骨鹰嘴

　　探头横切放置于肱骨内上髁和尺骨鹰嘴之间，声像图显示邻近肱骨内上髁的椭圆形"筛网状"结构即尺神经短轴，其浅方为肘管支持带（图1-3-1A、图1-3-1B）。在此应常规嘱患者做屈肘动作，动态观察尺神经有无脱位或半脱位，以及肱骨内上髁和尺神经有无摩擦。探头旋转90°可显示尺神经长轴切面（图1-3-1C、图1-3-1D）。可分别从肘管处

向上或向下对尺神经进行追踪扫查。肘管处为尺神经卡压的好发部位。扫查方法及讲解见视频 1-3-1。

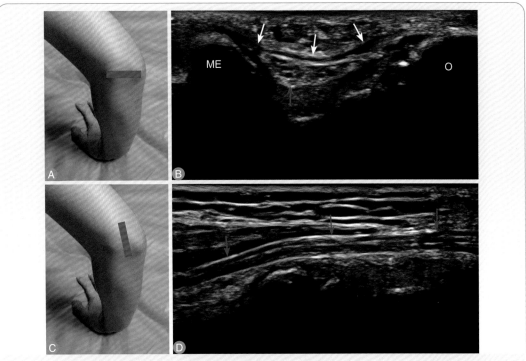

A.体位及探头位置示意；B.肘管水平尺神经短轴切面；C.体位及探头位置示意；D.肘管水平尺神经长轴切面。ME：内上髁；O：鹰嘴；白箭：肘管支持带；红箭：尺神经。

图1-3-1　肘管水平尺神经短轴及长轴切面

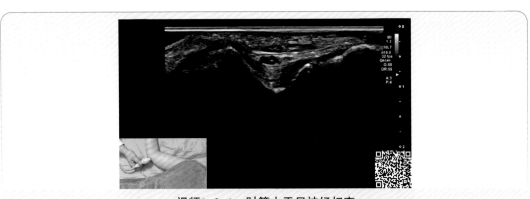

视频1-3-1　肘管水平尺神经扫查

二、前臂中下段和腕尺管处：主要识别标志为尺动、静脉

在前臂中下段及腕尺管内，尺神经与尺动脉伴行，因此可通过尺动脉寻找尺神经。探头横切置于前臂下段内侧，显示尺动脉短轴后，其旁的"筛网状"结构即为尺神经

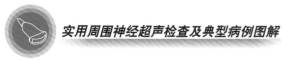

（图 1-3-2）。在腕尺管内，尺神经位于尺动脉的尺侧，腕尺管的底部为腕横韧带（图 1-3-3）。扫查方法及讲解见视频 1-3-2。

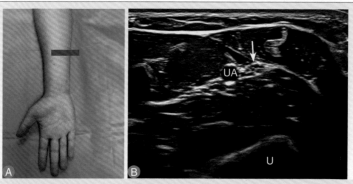

A.体位及探头位置示意；B.超声图像。白箭：尺神经；UA：尺动脉；U：尺骨。

图1-3-2　前臂下段尺神经短轴切面

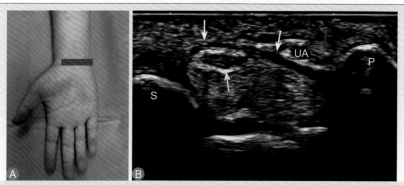

A.体位及探头位置示意；B.超声图像。红箭：尺神经；黄箭：正中神经；白箭：腕横韧带；UA：尺动脉；S：舟骨；P：豌豆骨。

图1-3-3　腕尺管水平尺神经短轴切面

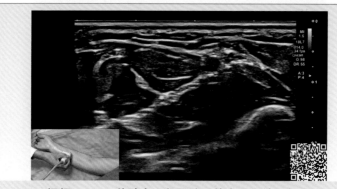

视频1-3-2　前臂中下段及腕尺管水平尺神经扫查

第四节　桡神经超声检查

桡神经发自臂丛神经后束。在腋窝区，桡神经位于腋动脉后方，向下与肱深动脉伴行，走行于肱三头肌长头和内侧头之间，转而沿桡神经沟绕肱骨中段背旋向外下，在肱骨外上髁上方穿外侧肌间隔，至肱肌与肱桡肌之间分为浅、深二支。浅支经肱桡肌深面，至前臂桡动脉外侧下行，在前臂中下 1/3 交界处穿深筋膜达皮下；深支穿旋后肌至前臂后，改称为骨间后神经，分布于前臂后群肌及附近关节。

桡神经的超声检查可从以下几个部位分别扫查。

一、桡神经沟处：主要识别标志为肱骨和肱深动脉

受检者可取侧卧位或坐位，探头横切置于上臂中段后外侧桡神经沟位置，先显示肱骨横切面弧形强回声，于肱骨浅面可见桡神经呈圆形或椭圆形低回声结构，其旁可见肱深动脉（图 1-4-1A、图 1-4-1B）。探头旋转 90° 可显示桡神经长轴切面（图 1-4-1C、图 1-4-1D）。可向上或向下对桡神经进行追踪扫查。扫查方法及讲解见视频 1-4-1。

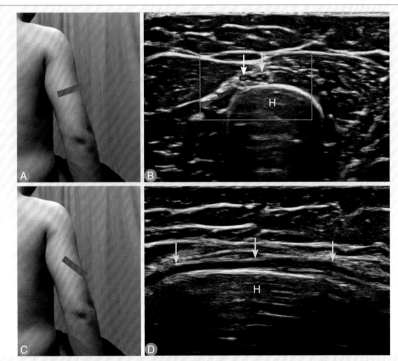

A.体位及探头位置示意；B.桡神经沟水平桡神经短轴切面；C.体位及探头位置示意；D.桡神经沟水平桡神经长轴切面。黄箭：桡神经；白箭：肱深动脉；H：肱骨。

图1-4-1　桡神经沟水平桡神经短轴及长轴切面

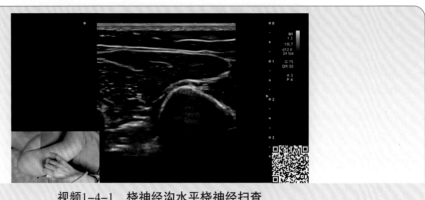

视频1-4-1　桡神经沟水平桡神经扫查

二、肘关节前部：主要识别标志为肱肌和肱桡肌

受检者肘关节取自然伸直位，探头横切置于肘窝上方偏桡侧，显示偏内侧的肱肌及偏外侧的肱桡肌，两者之间的"筛网状"结构即为桡神经（图1-4-2A、图1-4-2B）。向下追踪扫查可见桡神经分为浅、深支（图1-4-2C、图1-4-2D）。扫查方法及讲解见视频1-4-2。

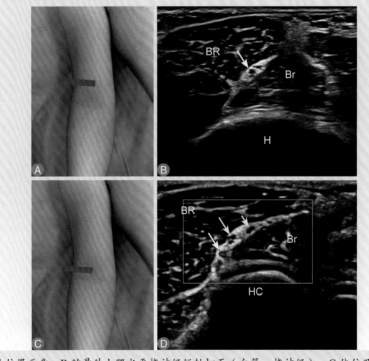

A.体位及探头位置示意；B.肱骨外上髁水平桡神经短轴切面（白箭：桡神经）；C.体位及探头位置示意；D.肱骨小头水平桡神经短轴切面（长黄箭：桡神经深支；短黄箭：桡神经浅支；白箭：肱深动脉分支）。BR：肱桡肌；Br：肱肌；H：肱骨；HC：肱骨小头。

图1-4-2　肘关节前方桡神经短轴切面

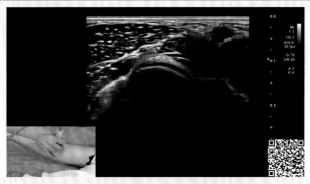

视频1-4-2　肘关节前部桡神经扫查

三、前臂段：主要识别标志为旋后肌和桡动脉

检查桡神经深支时，嘱受检者肘关节稍屈曲，前臂略旋后，探头横切置于前臂外上旋后肌水平，位于旋后肌深、浅两层之间的细小点状低回声结构（一个或数个）即为桡神经深支（图1-4-3A、图1-4-3B），探头旋转90°可显示神经长轴切面（图1-4-3C、图1-4-3D）。桡神经深支入旋后肌处为卡压的好发部位，卡压因素多为旋后肌浅层的Frohse弓。

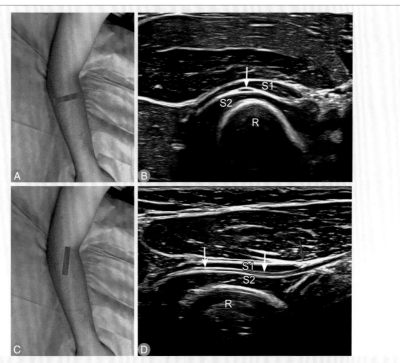

A.体位及探头位置示意；B.旋后肌水平桡神经深支短轴切面；C.体位及探头位置示意；D.旋后肌水平桡神经深支长轴切面。S1：旋后肌浅层；S2：旋后肌深层；白箭：桡神经深支；红箭：Frohse弓；R：桡骨。

图1-4-3　前臂旋后肌水平桡神经深支短轴及长轴切面

检查桡神经浅支时，探头横切置于前臂中段，先显示桡动脉短轴，其旁的"筛网状"结构即为桡神经浅支（图1-4-4）。在前臂中段，桡神经浅支与桡动脉关系密切。扫查方法及讲解见视频1-4-3。

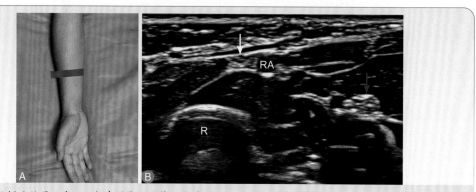

A.体位及探头位置示意；B.超声图像。白箭：桡神经浅支；红箭：正中神经；RA：桡动脉；R：桡骨。

图1-4-4　前臂中段桡神经浅支短轴切面

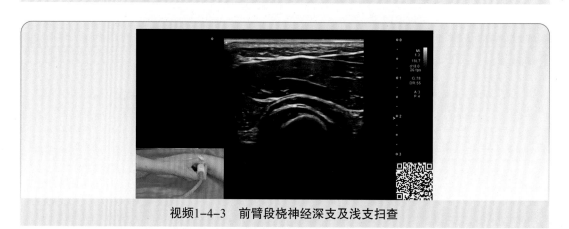

视频1-4-3　前臂段桡神经深支及浅支扫查

第五节　腋神经超声检查

腋神经发自臂丛神经后束，位于腋动脉和腋静脉的后方，沿肩胛下肌的前面斜向外下走行，在肩胛下肌的下外缘向后弯曲走行，穿过四边孔，与旋肱后动、静脉伴行，继而环绕肱骨颈部，分为前支和后支。腋神经较细小，且位置较深，超声检查有一定难度，可以从四边孔或腋窝处肩胛下肌的前方扫查腋神经。

一、四边孔：主要识别标志为小圆肌、肱三头肌长头和旋肱后动脉

受检者取坐位，受检侧上臂自然下垂，探头纵切放置于肩后部肱骨头下方，显示

小圆肌短轴切面和肱三头肌长头长轴切面，位于头侧的小圆肌、足侧的肱三头肌长头和浅面的三角肌所围成的间隙即为四边孔，内可探及旋肱后动脉，其旁的"筛网状"结构即为腋神经（图1-5-1）。四边孔内为腋神经卡压的好发部位。扫查方法及讲解见视频1-5-1。

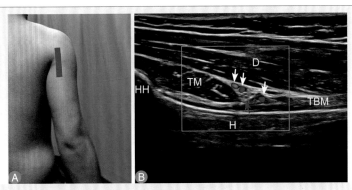

A.体位及探头位置示意；B.超声图像。TM：小圆肌；TBM：肱三头肌长头；D：三角肌；H：肱骨；HH：肱骨头；白箭：旋肱后动、静脉；红箭：腋神经。

图1-5-1 四边孔处腋神经短轴切面

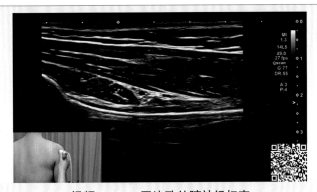

视频1-5-1 四边孔处腋神经扫查

二、腋窝处：识别标志为肱骨头、肩胛下肌和背阔肌

受检者平卧位，肩部充分外展，完全暴露腋窝。探头横切置于肱骨头上，可见肩胛下肌位于肱骨头软骨表面，肩胛下肌浅面为背阔肌。位于肩胛下肌和背阔肌之间的点状低回声即为腋神经短轴（图1-5-2A、图1-5-2B），旋转探头可显示腋神经长轴（图1-5-2C、图1-5-2D）。扫查方法及讲解见视频1-5-2。

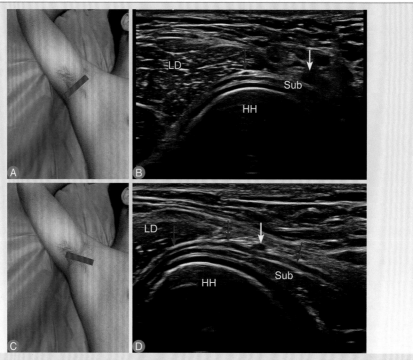

A.体位及探头位置示意；B.腋窝区腋神经短轴切面；C.体位及探头位置示意；D.腋窝区腋神经长轴切面。
白箭：旋肱后动脉；红箭：腋神经；LD：背阔肌；Sub：肩胛下肌；HH：肱骨头。
图1-5-2 腋窝区腋神经短轴及长轴切面

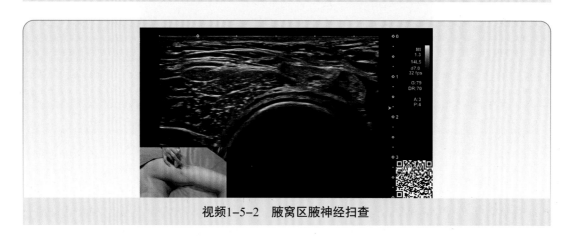

视频1-5-2 腋窝区腋神经扫查

第六节 肌皮神经超声检查

肌皮神经发自臂丛神经外侧束，向外下方走行斜穿喙肱肌，后于肱二头肌和肱肌之间下行。

超声主要识别标志：肱二头肌、喙肱肌和腋动脉。

受检者取平卧位，上臂外展90°，探头横切置于腋窝，先显示腋动脉短轴，其外侧喙肱肌内的扁圆形"筛网状"结构即为肌皮神经（图1-6-1）。向下追踪扫查可见肌皮神经走行于肱二头肌和喙肱肌之间，继续向下发出分支。在上臂下段，肌皮神经走行于肱二头肌和肱肌之间。扫查方法及讲解见视频1-6-1。

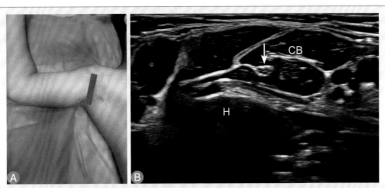

A.体位及探头位置示意；B.超声图像。白箭：肌皮神经；CB：喙肱肌；H：肱骨。

图1-6-1　腋窝区肌皮神经短轴切面

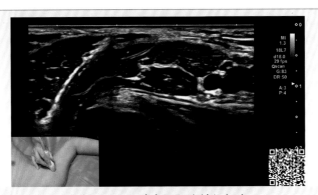

视频1-6-1　腋窝区肌皮神经扫查

第七节　坐骨神经超声检查

坐骨神经是人体最粗大的神经，起自腰、骶丛，经梨状肌下孔出骨盆到臀部，在臀大肌深面下行。在大腿段，坐骨神经走行于半腱肌、半膜肌和股二头肌之间。在腘窝上方分为胫神经和腓总神经。

超声主要识别标志：臀大肌、梨状肌、股方肌和坐骨结节。

超声检查时，先在坐骨结节和股骨大转子之间偏内侧寻找坐骨神经，短轴切面呈扁圆形"筛网状"结构（图1-7-1B），长轴切面呈束状结构（图1-7-1D）。向上连续扫查可追踪至梨状肌深面，向下沿股二头肌长头深面走行，在腘窝上方分出胫神经和腓总神经（图 1-7-2）。也可先在腘窝处腘动脉浅面找到胫神经，探头横切向上追踪扫查，可见偏外侧的腓总神经于腘窝上方和胫神经汇合组成坐骨神经。扫查方法及讲解见视频 1-7-1。

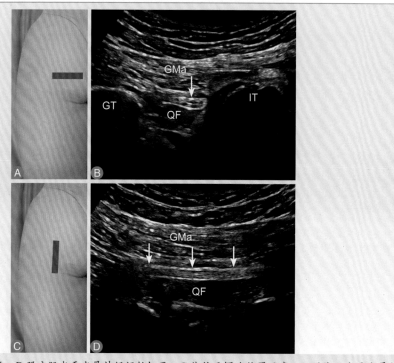

A.体位及探头位置示意；B.股方肌水平坐骨神经短轴切面；C.体位及探头位置示意；D.股方肌水平坐骨神经长轴切面。GT：股骨大转子；IT：坐骨结节；GMa：臀大肌；QF：股方肌；白箭：坐骨神经。

图1-7-1　股方肌水平坐骨神经短轴及长轴切面

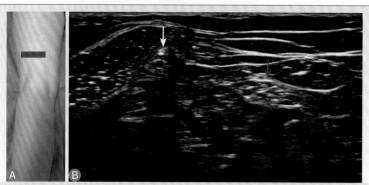

A.体位及探头位置示意；B.超声图像。白箭：腓总神经；红箭：胫神经。

图1-7-2　腘窝上方坐骨神经分叉处短轴切面

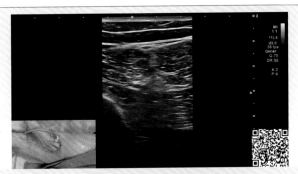

视频1-7-1　坐骨神经扫查

第八节　胫神经超声检查

胫神经是坐骨神经的直接延续，在腘窝处与腘血管伴行向下。在小腿比目鱼肌深面伴胫后动脉下行，经内踝后方穿踝管进入足底，分为足底内侧神经和足底外侧神经。

超声主要识别标志：腘动脉和胫后动脉。

胫神经超声检查时，可在腘窝处横切，于腘动脉浅面寻找胫神经，短轴切面呈类圆形"筛网状"结构（图1-8-1A、图1-8-1B），长轴切面呈束状结构（图1-8-1C、图1-8-1D），可向下连续追踪扫查至内踝。也可先在内踝处胫后动、静脉旁寻找胫神经（图1-8-2），然后向上连续追踪扫查至腘窝处。扫查方法及讲解见视频1-8-1。

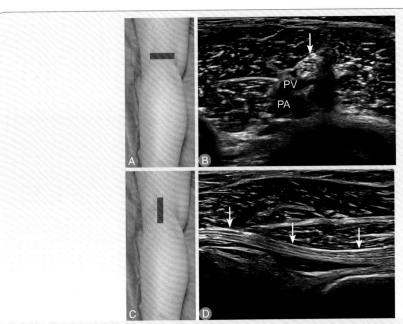

A.体位及探头位置示意；B.腘窝水平胫神经短轴切面；C.体位及探头位置示意；D.腘窝水平胫神经长轴切面。PA：腘动脉；PV：腘静脉；白箭：胫神经。

图1-8-1　腘窝水平胫神经短轴及长轴切面

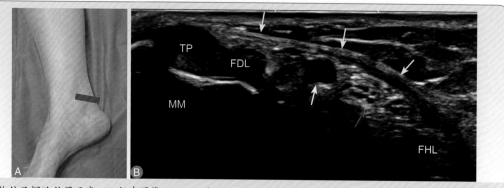

A.体位及探头位置示意；B.超声图像。MM：内踝；TP：胫骨后肌腱；FDL：趾长屈肌腱；FHL：蹬长屈肌腱；白箭：胫后动脉；黄箭：屈肌支持带；红箭：胫神经。

图1-8-2　内踝水平胫神经短轴切面

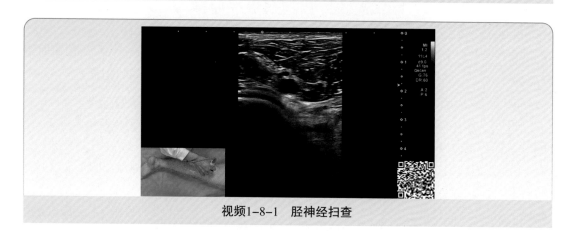

视频1-8-1　胫神经扫查

第九节　腓总神经超声检查

　　腓总神经是坐骨神经的重要分支，自大腿下段坐骨神经分出后沿股二头肌腱内侧缘向外下走行，至腓骨小头后方分出腓肠外侧皮神经，继而绕腓骨颈向前下，穿过腓骨长肌起始部，分为腓深神经和腓浅神经。

　　超声主要识别标志：腓骨小头。

　　腓总神经超声检查时，以腓骨小头作为解剖学标志来定位。将探头横切置于腓骨小头内上方寻找腓总神经，可见神经呈扁平"筛网状"结构（图1-9-1）。沿神经短轴向上扫查，可见腓总神经斜向上行汇入坐骨神经主干。纵切面可见神经呈条形低回声，内可见神经束膜回声。向下追踪扫查，可见腓总神经绕腓骨颈向前下走行，分为腓深神经和腓浅神经。腓深神经在小腿肌前群深面伴胫前动、静脉下行（图1-9-2）；腓浅神经走行于腓骨长、短肌之间，感觉支于小腿中、下 1/3 处浅出，走行于皮下（图 1-9-3）。扫查方法及讲解见视频 1-9-1。

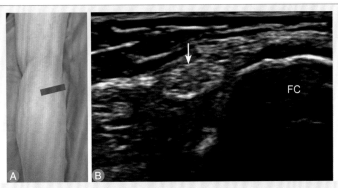

A.体位及探头位置示意；B.超声图像。FC：腓骨小头；白箭：腓总神经。

图1-9-1　腓骨小头水平腓总神经短轴切面

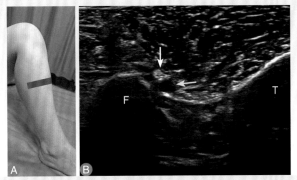

A.体位及探头位置示意；B.超声图像。F：腓骨；T：胫骨；白箭：腓深神经；黄箭：胫前动脉。

图1-9-2　小腿中段腓深神经短轴切面

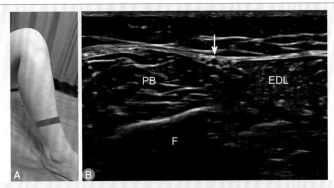

A.体位及探头位置示意；B.超声图像。F：腓骨；EDL：趾长伸肌；PB：腓骨短肌；白箭：腓浅神经。

图1-9-3　小腿下段腓浅神经短轴切面

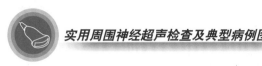

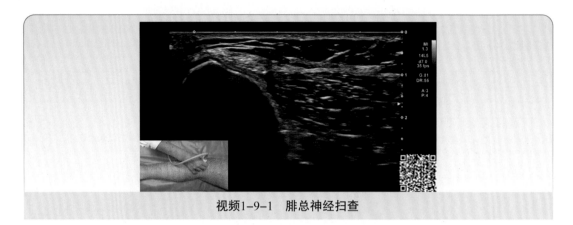

视频1-9-1　腓总神经扫查

第十节　股神经超声检查

　　股神经起自腰丛，沿腰大肌向下走行，在腰大肌外缘出盆腔，继而在髂肌与腰大肌之间下行至腹股沟区，于股动脉的外侧进入股三角区，然后发出数条肌支和皮支，其中最长的皮支为隐神经。

　　超声主要识别标志：股动脉。

　　股神经超声检查时，探头横切置于腹股沟区，先显示股动脉短轴切面，其外侧的"筛网状"结构即为股神经（图1-10-1）。扫查方法及讲解见视频1-10-1。

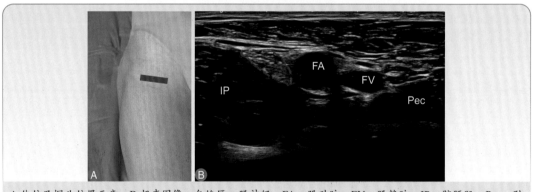

A.体位及探头位置示意；B.超声图像。包络区：股神经；FA：股动脉；FV：股静脉；IP：髂腰肌；Pec：耻骨肌。

图1-10-1　腹股沟水平股神经短轴切面

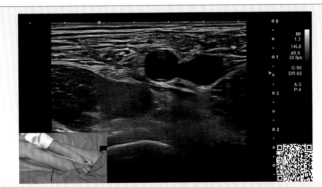

视频1-10-1　股神经扫查

第十一节　股外侧皮神经超声检查

　　股外侧皮神经为纯感觉神经，起自腰丛，由 L_2、L_3 脊神经前支后股组成，从腰大肌外侧缘穿出后，向前外侧走行横过髂肌表面至髂前上棘内侧，经腹股沟韧带深面出骨盆，随即分为两支或多支，穿过筋膜，在大腿外侧皮下走行。

　　超声主要识别标志：髂前上棘、阔筋膜张肌和缝匠肌。

　　股外侧皮神经超声检查时，可先将探头横切置于髂前上棘内下方 1 ~ 2 cm 处，可显示位于外侧的阔筋膜张肌和位于内侧的缝匠肌，于此二肌之间的低回声脂肪垫内，可见一支或两支细小的"筛网状"结构，即为股外侧皮神经（图 1-11-1A、图 1-11-1B）。可在横切面连续向上扫查至髂前上棘处，股外侧皮神经位于髂前上棘内侧（图 1-11-1C、图 1-11-1D）。扫查方法及讲解见视频 1-11-1。

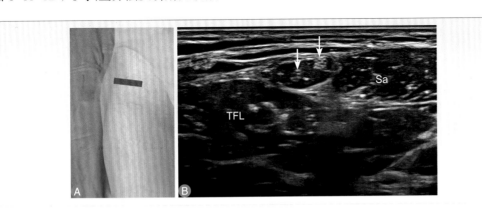

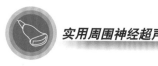

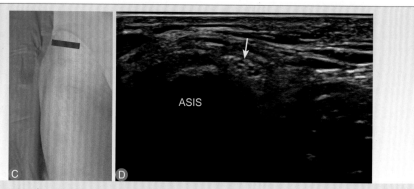

A.体位及探头位置示意；B.髂前上棘下方股外侧皮神经短轴切面；C.体位及探头位置示意；D.髂前上棘水平股外侧皮神经短轴切面。白箭：股外侧皮神经；TFL：阔筋膜张肌；Sa：缝匠肌；ASIS：髂前上棘。

图1-11-1　髂前上棘水平股外侧皮神经短轴切面

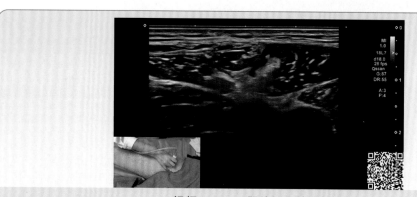

视频1-11-1　股外侧皮神经扫查

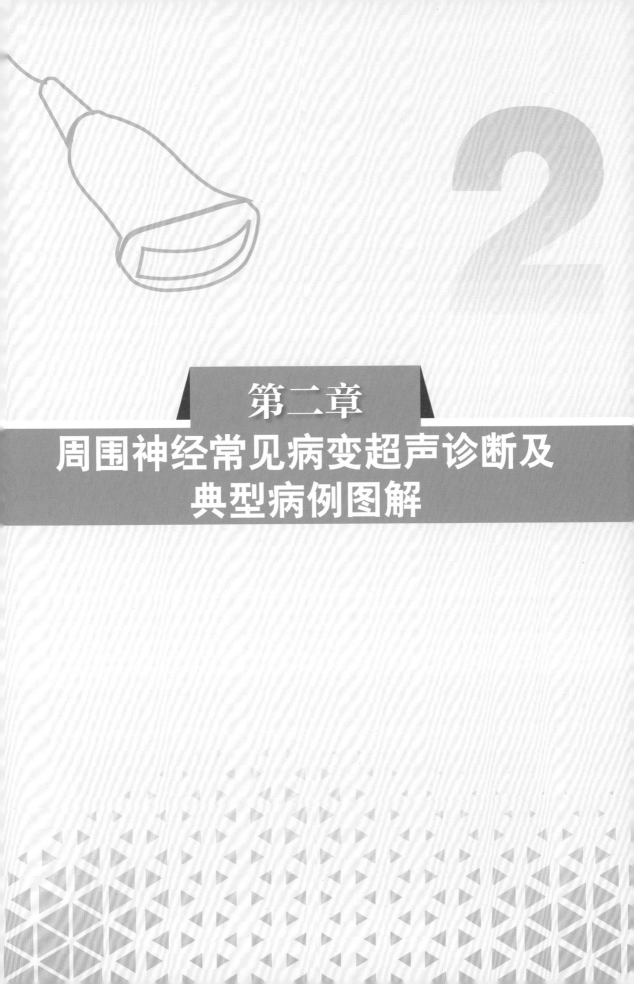

第二章
周围神经常见病变超声诊断及典型病例图解

第一节 **周围神经卡压性病变**

一、腕管综合征

【疾病概述】

腕管综合征是正中神经在腕管内受到卡压而表现出的神经支配区域感觉异常和功能障碍的一组临床症候群,是周围神经卡压综合征中最常见的一种。该病目前发病原因尚不明确,所有引起腕管容积变小或者腕管内压力增大的因素均可导致腕管综合征。肥胖、糖尿病、甲状腺功能减退、更年期、妊娠等可能是该病的高危因素。

【临床表现】

好发于中年女性,约 50% 为双侧发病,初起为感觉异常,主要表现为桡侧三个半手指的麻木、疼痛,夜间加重。随疾病进展可出现运动障碍,主要为拇指无力或动作不灵活,病程较长者可出现鱼际肌萎缩。

【超声表现】

(1)腕管内正中神经受压变扁,腕管近端和(或)远端神经增粗、回声减低,神经束可显示不清,受压处神经表面可见切迹。

(2)增粗的近端和(或)远端神经内常可探及增多的血流信号。

(3)腕管近端正中神经增粗,横截面积增大,多数患者 > 0.10 cm²。严重者可呈瘤样膨大。

超声可发现引起腕管综合征的外部因素,如先天性异常或获得性病变。先天性异常包括腕管处异常肌腹、永存正中动脉等;获得性病变包括指屈肌腱腱鞘炎、药物副作用、腕管内占位性病变等。

【典型病例】

病例 1:双侧腕管综合征

患者,女性,56 岁,糖尿病病史 8 年,双手桡侧三个半手指麻木且拇指对掌功能受限 3 年余,以右侧为著。神经电生理检查提示:双侧正中神经腕部严重损害,符合腕管综合征电生理表现。相关超声检查见图 2-1-1。

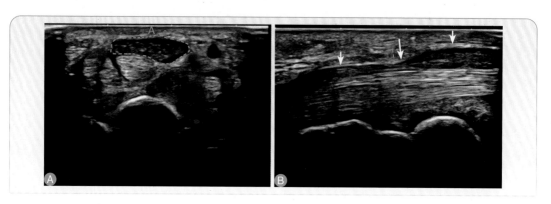

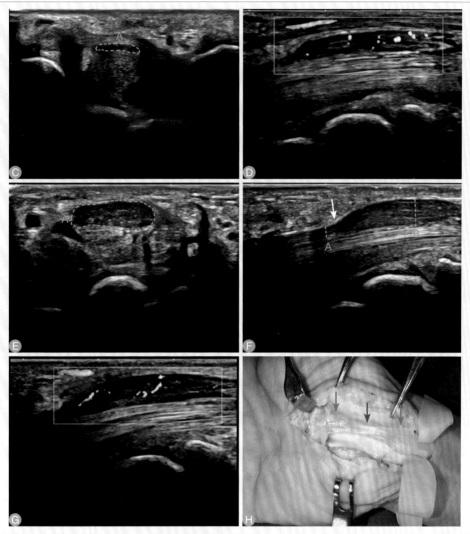

A.右腕管近端正中神经短轴切面，显示右侧正中神经肿胀增粗，内部"筛网状"结构显示模糊，横截面积约为0.34 cm²（包络区）；B.右腕管处正中神经长轴切面，见腕横韧带增厚约2.3 mm（标尺），深面正中神经可见明显切迹（长箭），受压近端及远端神经肿胀增粗（短箭），以近端为著，神经内束状结构显示模糊；C.右腕管内正中神经受压变扁处横截面积0.06 cm²（包络区）；D.SMI：右腕管近端肿胀增粗的正中神经内可探及增多的血流信号；E.左腕管近端正中神经短轴切面，显示左侧正中神经肿胀增粗，内部"筛网状"结构显示模糊，横截面积约为0.31 cm²（包络区）；F.左腕管处正中神经长轴切面，腕横韧带深面正中神经受压变细（标尺A），近端肿胀增粗（标尺B），可见明显切迹（白箭）；G.SMI：左腕管近端增粗的正中神经内探及增多的血流信号；H.术中照片，见右侧腕管内正中神经受压部位明显变扁，颜色灰白，触之僵硬（红箭），受压近端及远端神经增粗（蓝箭），近端呈瘤样膨大。

图2-1-1　双侧腕管综合征

病例2：腕管综合征（腱鞘囊肿卡压）

患者，男性，37岁，以左手环指麻木10天、加重且中指麻木4天就诊。相关超声检查见图2-1-2和视频2-1-1。

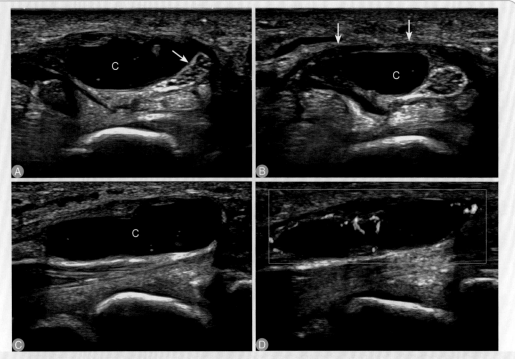

A.左腕部横切面，显示腕管内囊肿（C）紧邻正中神经，神经受压变扁（白箭）；B.腕横韧带（白箭）受压向浅面膨隆；C.腕部纵切面，显示腕管内囊肿（C）长轴；D.SMI：囊壁及分隔上均可探及较丰富血流信号。

图2-1-2　左腕管综合征（腱鞘囊肿卡压）

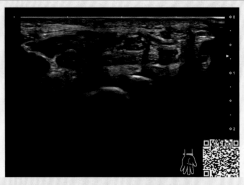

视频2-1-1　左腕部横切面及纵切面连续扫查，于腕管内探及一不规则形腱鞘囊肿，正中神经明显受压变扁

病例3：腕管综合征并正中神经双支变异（永存正中动脉内血栓形成）

患者，男性，53岁，左手掌间断性疼痛1年，加重2个月，伴桡侧三个半手指疼痛、指尖麻木。相关超声检查见图2-1-3。

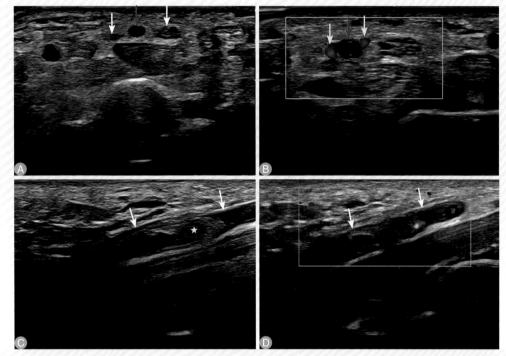

A.左腕管近端正中神经变异为两束（白箭），两束神经之间见永存正中动脉（红箭）；B.CDE：腕部永存正中动脉内无血流信号（红箭），伴行的两支静脉内可探及血流信号（黄箭）；C.腕部永存正中动脉长轴切面，显示管腔（白箭）局部增粗、内见低回声血栓（黄星）；D.CDFI：腕部增粗的永存正中动脉（白箭）内探及极少量血流信号。

图2-1-3　左腕管综合征并正中神经双支变异（永存正中动脉内血栓形成）

病例4：腕管综合征并正中神经双支变异

患者，女性，43岁，右手桡侧三个半手指麻木20余年，加重2年。相关超声检查见图2-1-4。

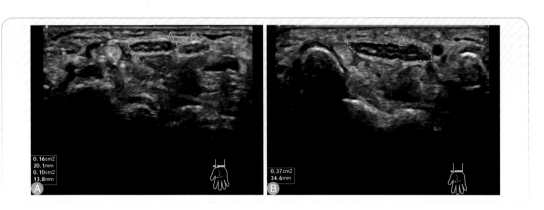

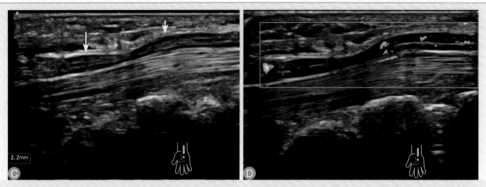

A.右腕管近端横切面，可见正中神经变异为两束（包络区A、B），横截面积分别为0.16 cm²、0.10 cm²；
B.两束神经入腕管后合为一束，呈扁平状，横截面积为0.37 cm²（包络区）；C.腕管水平纵切面，见腕横
韧带增厚约2.2 mm（标尺），其深面正中神经明显受压变细，近端（短箭）及远端（长箭）神经增粗；
D.SMI：卡压两端增粗的正中神经内可探及较丰富血流信号。

图2-1-4　右腕管综合征并腕管近端正中神经双支变异

病例5：腕管综合征（正中神经内自发性血肿）

患者，女性，59岁，搬动东西后出现右腕部疼痛、腕关节功能受限半月余。自述输液治疗（具体不详）数天后疼痛减轻，腕关节功能改善，随后出现右手1～4指麻木、无力。相关超声检查见图2-1-5。

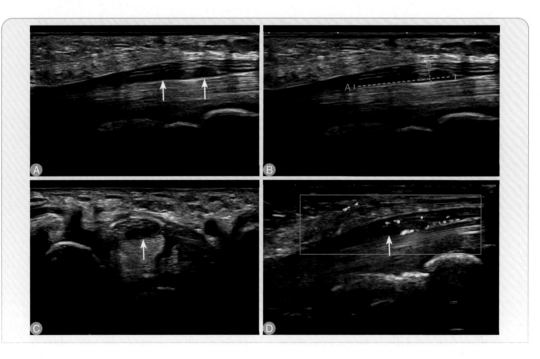

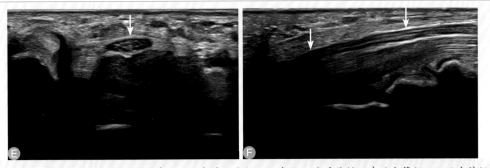

A.右腕部正中神经长轴切面，见腕管近端正中神经内探及一条状不均质偏低回声（白箭）；B.正中神经内偏低回声范围约为14.9 mm×1.8 mm（标尺）；C.腕管近端正中神经短轴切面，显示偏低回声位于神经鞘内（白箭）；D.SMI：正中神经条状偏低回声内未见血流信号（白箭），其旁的神经束内可探及较丰富血流信号；E、F.该患者4个月后复查，右腕管近端正中神经短轴及长轴切面，神经（白箭）结构显示清晰，形态、回声未见明显异常。

图2-1-5 右腕管综合征（正中神经内自发性血肿）

病例解析：该患者首诊时，腕管水平正中神经内探及异常低回声，正中神经卡压症状较典型，结合患者有明确的腕部劳累史，考虑为神经内自发性血肿形成卡压正中神经。经过4个月的休息及对症治疗，患者正中神经的卡压症状明显缓解，复查超声见腕管水平正中神经内异常低回声消失，神经形态结构恢复正常，考虑为血肿吸收。

病例6：腕管综合征（腕管内腱鞘巨细胞瘤）

患者，男性，57岁，发现左腕部无痛性肿物2年余，近半年感觉左手桡侧三个半手指麻木。相关超声检查见图2-1-6。

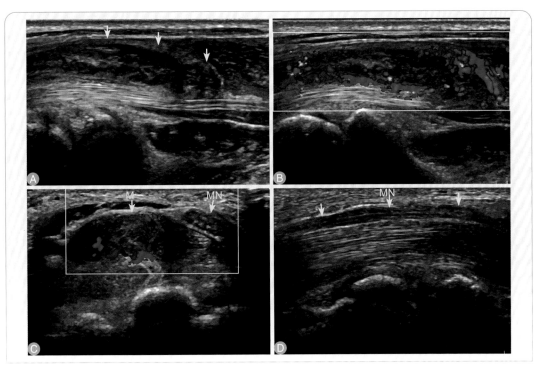

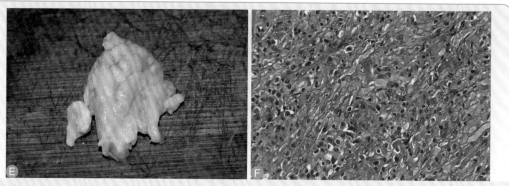

A.左腕管近端纵切面，于指屈肌腱鞘内探及不规则偏低回声肿物（黄箭），边界不清，向远端延伸至腕管内；B.CDFI：肿物内可探及丰富血流信号；C.横切面，显示该肿物（M）桡侧紧邻正中神经；D.腕管近端正中神经长轴切面，见神经粗细不均，内束状结构显示模糊；E.手术切除的肿物大体；F.术后病理结果为腱鞘巨细胞瘤。MN：正中神经。

图2-1-6　左腕管综合征（腕管内腱鞘巨细胞瘤）

病例 7：腕管综合征（腕管内腱鞘巨细胞瘤术后复发）

患者，女性，49 岁，以左手桡侧三个半手指麻木 1 年余就诊。患者曾于 5 年前行腕部肿物切除，术后病理提示腱鞘巨细胞瘤。3 年前肿物原位复发再次行手术切除治疗，术后病理提示腱鞘巨细胞瘤（弥漫型）。患者自述前两次手术前后均无手指麻木症状。相关超声检查见图 2-1-7 和视频 2-1-2。

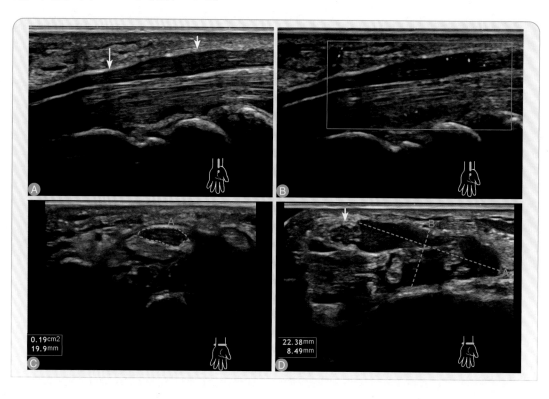

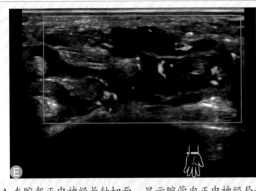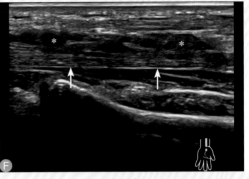

A.左腕部正中神经长轴切面，显示腕管内正中神经局部变细（长箭），近端肿胀增粗（短箭）；B.SMI：腕管近端增粗的神经内可探及增多的血流信号；C.近端腕管正中神经短轴切面，显示肿胀增粗的正中神经横截面积为0.19 cm^2（包络区）；D.腕管近端横切面，正中神经（白箭）桡侧指屈肌腱周围可探及大量不规则实性偏低回声（标尺）；E.SMI：腕管内指屈肌腱周围实性偏低回声内可探及较丰富血流信号；F.腕管水平纵切面，显示拇长屈肌腱（白箭）周围的不规则实性偏低回声（*）。

图2-1-7　左腕管综合征（腕管内腱鞘巨细胞瘤术后复发）

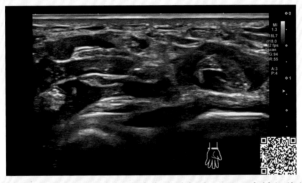

视频2-1-2　左腕部横切自旋前方肌水平向腕管内连续扫查，见正中神经桡侧指屈肌腱周围探及大量不规则实性偏低回声，与正中神经关系密切，正中神经在腕管近端肿胀增粗

病例8：腕管综合征（腕管内痛风石）

患者，男性，29岁，右手中、环、小指伸直功能受限半年且桡侧三个半手指麻木3个月。既往痛风病史2年。相关超声检查见图2-1-8。

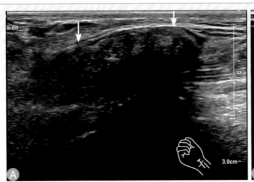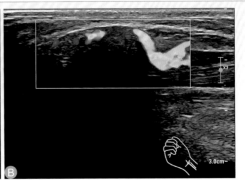

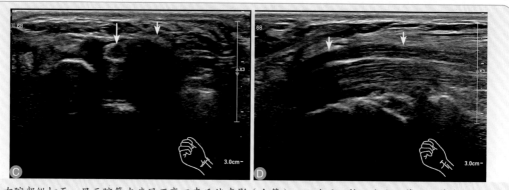

A.右腕部纵切面，显示腕管内痛风石高回声后伴声影（白箭）；B.痛风石挤压浅方血管致血管走行弯曲；C.横切面，显示正中神经（长箭）紧邻痛风石（短箭），神经外膜增厚，回声增强；D.腕部长轴切面，见正中神经（白箭）外膜增厚，神经束显示欠清。

图2-1-8　右腕管综合征（腕管内痛风石）

病例9：腕管综合征（术后瘢痕卡压）

患者，女性，57岁，右腕管综合征术后半年，自觉症状无改善。相关超声检查见图2-1-9。

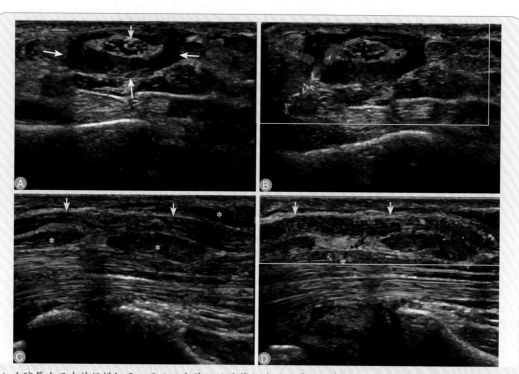

A.右腕管内正中神经横切面，显示正中神经（黄箭）外膜增厚、回声增强，周围被低回声瘢痕组织（白箭）包绕；B.CDFI：正中神经及周围低回声瘢痕组织内均可探及较丰富血流信号；C.腕部正中神经长轴切面，显示正中神经（黄箭）走行弯曲，与周围瘢痕组织（*）粘连；D.CDFI：正中神经（黄箭）上可探及丰富血流信号。

图2-1-9　右腕管综合征（术后瘢痕卡压）

病例 10：腕管综合征（腕管内腱鞘滑膜炎）

患者，女性，40 岁，出现不明原因的右腕部疼痛且桡侧三个半手指麻木近 2 个月。相关超声检查见图 2-1-10。

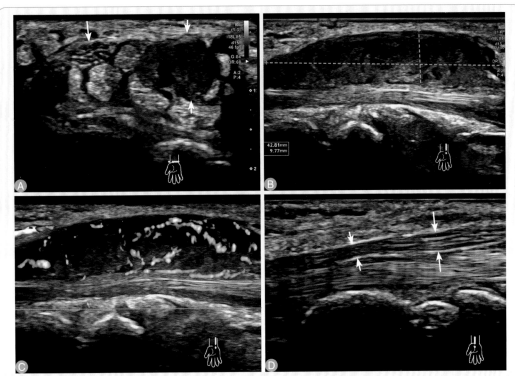

A. 右腕部横切面，见腕管内正中神经（长箭）"筛网状"结构显示清晰，其旁的指屈肌腱腱鞘内大量滑膜增生（短箭）；B. 纵切面，显示腱鞘内大量增生的滑膜组织（标尺）；C. SMI：增生的滑膜上可探及丰富血流信号；D. 腕管处正中神经长轴切面，见腕管内正中神经局部受压变细，神经外膜回声增强（短箭），腕管近端神经增粗（长箭）。

图 2-1-10 右腕管综合征（腕管内腱鞘滑膜炎）

注：该患者超声检查提示右腕管内大量滑膜增生并卡压正中神经，不排除色素绒毛结节性滑膜炎，建议进一步检查。后随访得知，患者于社区医院行腕管内封闭注射治疗后症状完全缓解，未做进一步处理。

病例 11：腕管综合征（腕管内异常肌腹）

患者，女性，51 岁，出现不明原因的左腕部疼痛且左手中指麻木 1 月余。超声检查显示左前臂指浅屈肌肌腹过长（变异）并伸入腕管，致正中神经卡压。相关超声检查见图 2-1-11 和视频 2-1-3。

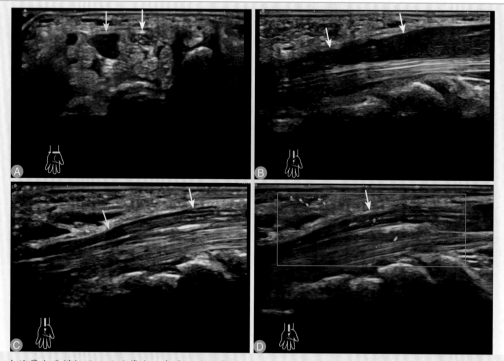

A.左腕管水平横切面，于腕管内正中神经（白箭）尺侧见一实性偏低回声（黄箭）；B.纵切面，该实性低回声（白箭）内可见肌纹理结构，向近端追踪扫查见低回声与指浅屈肌相延续，证实为过长的指浅屈肌肌腹；C.腕管内正中神经长轴切面，见腕横韧带深面正中神经稍变细（黄箭），近端神经稍增粗（白箭）；D.SMI：腕管近端增粗的神经内探及增多的血流信号（白箭）。

图2-1-11　左腕管综合征（腕管内异常肌腹）

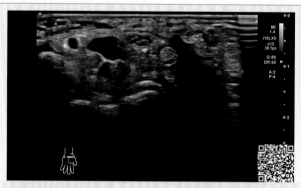

视频2-1-3　左腕管水平横切面连续扫查，于腕管内正中神经尺侧指浅屈肌腱水平探及一实性偏低回声，内见肌纹理结构，向近端扫查见其与指浅屈肌相延续。纵切面扫查见低回声结构为延续至腕管内的肌腹

相关知识点：前臂的指浅屈肌和指深屈肌向远端走行，至腕管近端移行为肌腱，走行于正中神经深面。极少数人会发生变异，表现为某一屈肌肌腹过长并延伸至腕管内。过长的肌腹减小了腕管内肌腱的活动空间，降低了腕管内的压力阈值。当腕部活动频繁、肌肉劳损或并发其他因素时，可导致正中神经卡压，出现腕管综合征。

病例 12：双侧腕管综合征（肿瘤靶向药物副作用）

患者，女性，68 岁，口服肺癌靶向药物 4 个月后逐渐出现双腕部胀痛不适及双手桡侧三个半手指麻木，夜间明显，呈渐进性加重。相关超声检查见图 2-1-12。

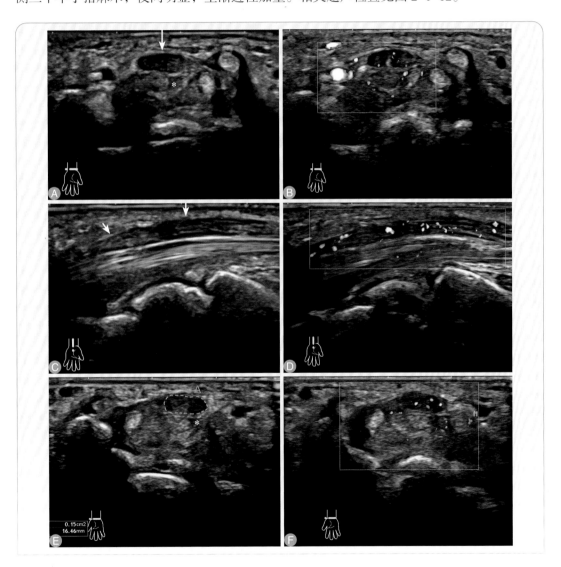

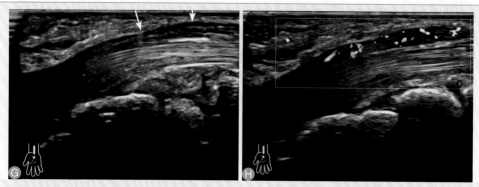

A.左腕管近端正中神经短轴切面，见正中神经肿胀增粗，"筛网状"结构显示模糊（白箭），其深面屈肌腱之间分界欠清，腱鞘增厚（*）；B.SMI：增粗的正中神经及其深面屈肌腱鞘上均可探及较丰富血流信号；C.左腕部正中神经长轴切面，见正中神经不均匀增粗，神经束显示模糊（白箭）；D.SMI：增粗的正中神经内可探及丰富血流信号；E.右腕管近端正中神经短轴切面，见正中神经肿胀增粗，横截面积约为0.15 cm²（包络区），其深面屈肌腱之间分界欠清，部分腱鞘增厚（*）；F.SMI：增粗的正中神经及其深面部分屈肌腱鞘上均可探及增多的血流信号；G.右腕部正中神经长轴切面，腕管入口处神经表面可见轻微压迹（长箭），腕管近端神经增粗（短箭），神经束状结构显示模糊；H.SMI：增粗的正中神经内可探及丰富血流信号。

图2-1-12　双侧腕管综合征（肿瘤靶向药物副作用）

二、肘管综合征

【疾病概述】

　　肘管是位于肱骨内上髁与尺骨鹰嘴之间的骨纤维管道，内有尺神经沟。其内走行的尺神经在该骨纤维管道内及其近端或远端受压时，出现的以尺神经麻痹为主的临床症候群统称为肘管综合征。常见病因有急慢性损伤导致的软组织水肿、滑膜增生、纤维瘢痕形成，滑膜囊肿、腱鞘囊肿等占位性病变，肘外翻、关节畸形、异位骨化、增生骨赘等局部骨骼异常，以及异常肘肌、关节内游离体、痛风石等。

【临床表现】

　　主要为肘内侧疼痛，手掌、手背尺侧半及尺侧一个半手指感觉异常，手内在肌无力。严重者小鱼际肌及骨间肌萎缩，出现"爪形手"。

【超声表现】

　　肘部尺神经局部受压变细，近端及远端肿胀、增粗，回声减低，内部神经纤维束结构显示不清，肿胀段神经内血流信号增多。肱骨内上髁水平测量尺神经横截面积大多＞0.075 cm²。部分肘管综合征患者可合并尺神经脱位或半脱位，此时可进行动态超声扫查，嘱患者做主动屈肘动作，实时扫查见尺神经自尺神经沟内移位至肱骨内上髁内侧或顶端。有时尺神经脱位的同时可伴有肱三头肌内侧头的脱位，此时探头可触及明显弹响。

　　需要注意的是，在部分健康人群中，由于肘管支持带先天性部分或完全缺失，也可在肘关节主动屈曲时，出现尺神经的脱位或半脱位，在肘关节伸直时，尺神经又回到肘管内，甚至可以发生弹响。该类人群尺神经超声表现正常，临床及尺神经电生理检查均无异常，一般被认为是正常变异。但是，尺神经反复脱位或半脱位无疑会增加尺神经慢性微损伤和摩擦性神经炎的可能性。

【典型病例】

病例1：肘管综合征（囊肿卡压）

患者，男性，66岁，左手尺侧及尺侧一个半手指麻木1年余，左手背肌肉萎缩并小指功能障碍1周。相关超声检查见图2-1-13。

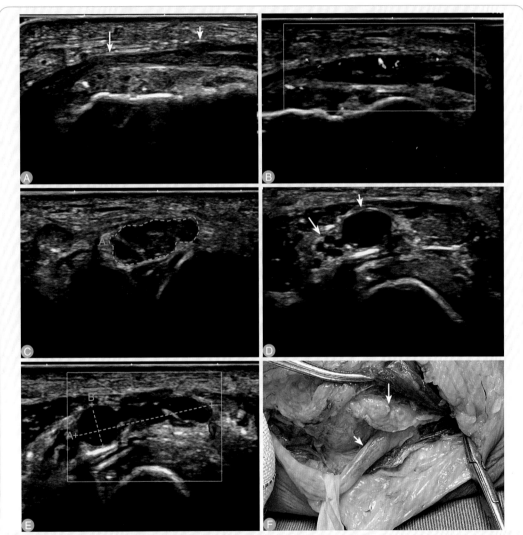

A.左肘管内尺神经长轴切面，显示尺神经局部变细（长箭），近端明显肿胀、增粗（短箭），内神经束显示不清；B.SMI：近端肿胀的尺神经内可探及增多的血流信号；C.近端肿胀增粗的尺神经横截面积约为0.37 cm²（包络区），内"筛网状"结构显示不清；D.横切面于肘管处可探及一囊肿结构（短箭），与该处尺神经（长箭）关系密切；E.纵切面可探及囊肿呈不规则长条形（标尺），内可见分隔；F.术中照片，见尺神经肿胀增粗（短箭），其旁可见一长条形囊肿（长箭）紧邻神经。

图2-1-13 左肘管综合征（囊肿卡压）

病例2：肘管综合征（囊肿并增生骨赘卡压）

患者，男性，65岁，右手环、小指及手掌尺侧半感觉麻木1月余。相关超声检查见图2-1-14。

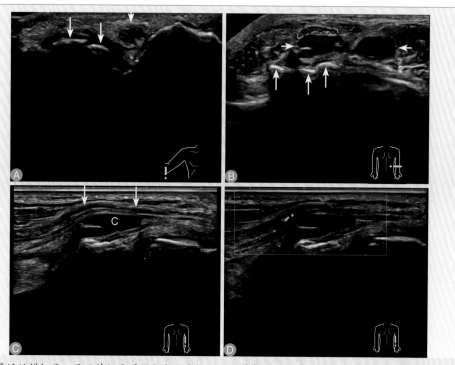

A.右肘管近端横切面，见尺神经沟明显变浅，内探及两个骨赘样强回声（长箭），增粗的尺神经向浅面移位，神经外膜增厚（短箭）；B.肘管远端横切面，于尺侧腕屈肌两个头之间探及一"∞"形囊肿结构（短箭），其浅面尺神经明显受压变扁（包络区），囊肿深面见数个骨赘样强回声（长箭）；C.肘管远端尺神经长轴切面，见神经（白箭）被深面囊肿（C）挤压，走行略弯曲；D.SMI：囊肿卡压处近端尺神经内探及增多的血流信号。

图2-1-14　右肘管综合征（囊肿并增生骨赘卡压）（一）

病例3：肘管综合征（囊肿并增生骨赘卡压）

患者，男性，56岁，无明显诱因出现右手尺侧半及尺侧一个半手指麻木20个月，右手骨间肌萎缩17个月。相关超声检查见图2-1-15和视频2-1-4。

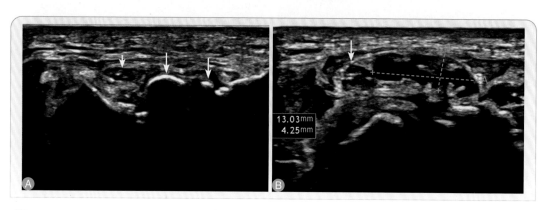

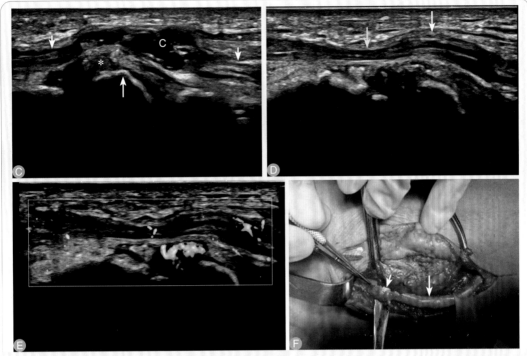

A.右侧近端肘管水平尺神经短轴切面，见肘管变浅，肘管内尺神经呈扁平状（短箭），其旁探及多个骨赘样强回声后伴声影（长箭）；B.远端肘管水平尺神经短轴切面，见尺神经肿胀增粗（白箭），其旁探及一不规则形囊肿（标尺）；C.肘管水平纵切面，见囊肿（C）深方增生的低回声滑膜组织（*）及强回声骨赘（长箭），囊肿两端见增粗的尺神经长轴（短箭）；D.肘管水平尺神经长轴切面，显示尺神经局部受压变细（黄箭），近端肿胀增粗（白箭）；E.SMI：局部尺神经及肘管内增生的滑膜上均可探及较丰富血流信号；F.术中照片，见肿胀增粗的尺神经（长箭）及神经内囊肿（短箭）。

图2-1-15　右肘管综合征（囊肿并增生骨赘卡压）（二）

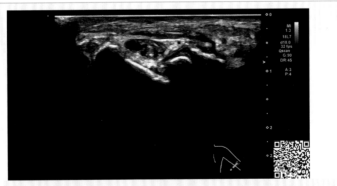

视频2-1-4　右肘管水平横切面连续扫查，于肘管内探及一形态不规则的囊肿，与尺神经关系密切，尺神经深面可探及数个骨赘样强回声

病例4：肘管综合征（囊肿并增生滑膜、骨赘卡压）

患者，男性，51岁，以右手环、小指及右手尺侧半麻木半年余就诊。相关超声检查见图2-1-16。

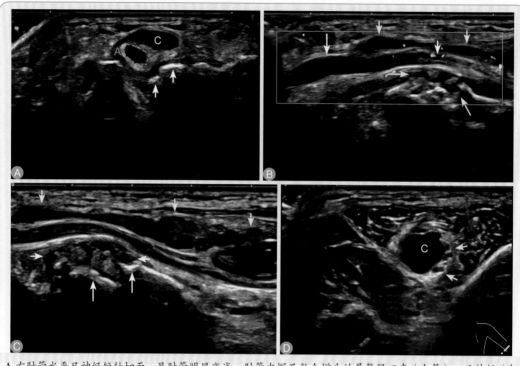

A.右肘管水平尺神经短轴切面，见肘管明显变浅，肘管内探及数个增生的骨赘强回声（白箭），尺神经（包络区）受压向浅面移位，神经稍增粗，神经外膜增厚，于神经表面另可见一囊肿结构（C）；B.肘管水平尺神经长轴切面，见尺神经深面受肘管内骨赘浅方滑膜组织（长黄箭）挤压，浅面被一长条形囊肿结构（短黄箭）挤压，神经局部变细（短白箭），近端增粗（长白箭），SMI见受压处尺神经血流信号略增多；C.长轴切面向远端探查，见囊肿（黄箭）较大，内透声欠佳，全程紧邻尺神经，另于肘管内骨赘（长白箭）浅面探及大量滑膜组织（短白箭）；D.肘管远端尺侧腕屈肌水平囊肿（C）短轴切面，见尺神经被囊肿挤压明显变扁（黄箭）。

图2-1-16　右肘管综合征（囊肿并增生滑膜、骨赘卡压）

病例 5：肘管综合征（弓状韧带增厚并增生滑膜、骨赘卡压）

患者，女性，75 岁，出现不明原因的右手尺侧半及环、小指麻木 2 年余，加重伴右手无力 1 年。神经电生理检查提示：右侧尺神经严重损害。相关超声检查见图 2-1-17。

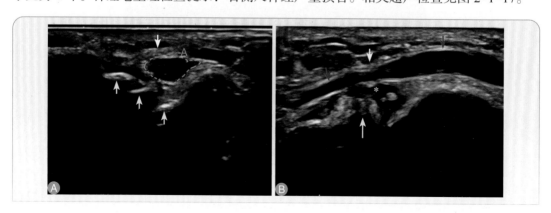

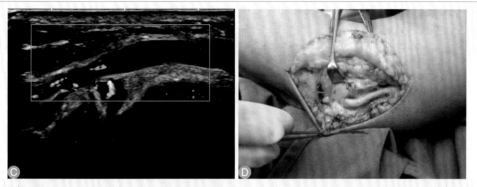

A.右肘管处横切面可探及肘管变浅，尺神经肿胀、增粗，形态不规则（包络区），其浅方支持带增厚（白箭），深方可探及数个骨赘强回声后伴声影（黄箭）；B.肘部纵切面可见神经（红箭）于肘管底部受浅方弓状韧带（白箭）及深方增生的滑膜（*）、骨赘（黄箭）卡压变细，近端肿胀增粗，神经束显示不清；C.SMI：尺神经局部及深方滑膜组织内可探及较丰富血流信号；D.术中照片，见弓状韧带（长箭）增厚并卡压深面尺神经，卡压近端尺神经肿胀增粗（短箭）。

图2-1-17　右肘管综合征（弓状韧带增厚并增生滑膜、骨赘卡压）

病例6：肘管综合征（增生骨赘及滑膜卡压）

患者，男性，46岁，1年前出现不明原因的右手尺侧半及环、小指麻木，后逐渐出现右手无力。查体见右手小鱼际肌及骨间肌萎缩，呈"爪形手"改变。相关超声检查见图2-1-18。

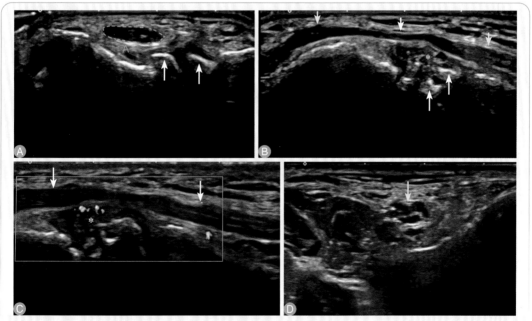

A.右肘管水平尺神经短轴切面，见肘管变浅，内见多个骨赘强回声（白箭），尺神经变扁且向浅面移位（包络区）；B.长轴切面，见尺神经在肘管处受压变细（短白箭），近端及远端增粗（黄箭），肘管内可探及增生的强回声骨赘（长白箭）及低回声滑膜（*）；C.SMI：肘管内增生的滑膜（*）上探及较丰富血流信号，尺神经（白箭）内未探及明显血流信号；D.肘管远端尺侧腕屈肌水平尺神经短轴切面，显示增粗的尺神经（黄箭）。

图2-1-18　右肘管综合征（增生骨赘及滑膜卡压）

病例7：肘管综合征（异位骨化组织卡压）

患者，男性，35岁，全身大面积烧伤后5月余，以右手尺侧半及环、小指麻木1月余就诊。相关超声检查见图2-1-19。

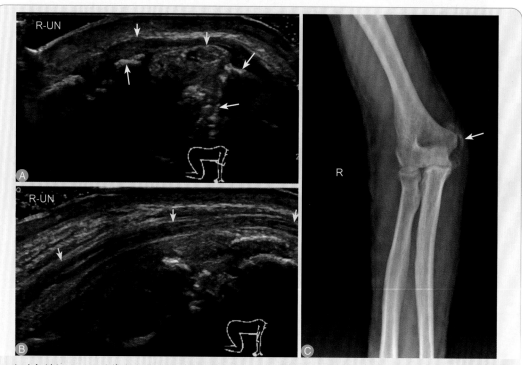

A.右肘部横切面，见肘管内大量不规则骨样强回声（长白箭）致肘管变浅，尺神经呈扁平状（黄箭），向浅面移位，肘管支持带（短白箭）增厚并向外膨隆；B.尺神经长轴切面，显示神经粗细不均，受深面组织挤压向外膨隆（黄箭）；C.右肘部DR平片，右肱尺关节内缘可见钙质密度影（白箭），考虑骨化性肌炎。R-UN：右尺神经。

图2-1-19　右肘管综合征（异位骨化组织卡压）

相关知识点：异位骨化通常是指外伤后，在受伤的软组织诸如肌肉、肌腱和筋膜内有异常骨形成，也称为骨化性肌炎。异位骨化是烧伤患者的常见并发症之一，当烧伤面积超过全身面积20%时，异位骨化发生风险明显增加，尤其是男性和关节周围皮肤烧伤的患者。烧伤导致局部炎症反应和缺氧，在多种细胞因子的作用下，通过激活各种信号通路，从而诱导异位骨化的发生、发展。烧伤导致的异位骨化和神经源性异位骨化相似，常见于关节周围，比如肩关节和肘关节等。

病例8：肘管综合征（血管瘤卡压）

患者，男性，49岁，右手尺侧半及环、小指麻木半年余。相关超声检查见图2-1-20。

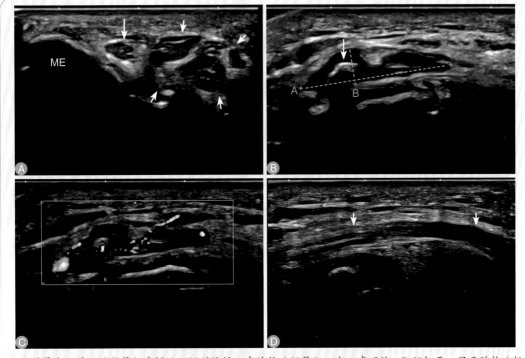

A.右肘管内尺神经（长箭）旁探及不规则偏低回声肿物（短箭），内回声不均；B.纵切面，显示肿物（标尺）内静脉石强回声后伴声影（白箭）；C.SMI：肿物内探及较丰富血流信号；D.肘管处尺神经长轴切面，见尺神经增粗（白箭）。ME：内上髁。

图2-1-20　右肘管综合征（血管瘤卡压）

病例9：肘管综合征（骨性关节炎并游离体卡压）

患者，男性，74岁，劳累后出现右手尺侧半及环、小指麻木、无力5月余。相关超声检查见图2-1-21和视频2-1-5。

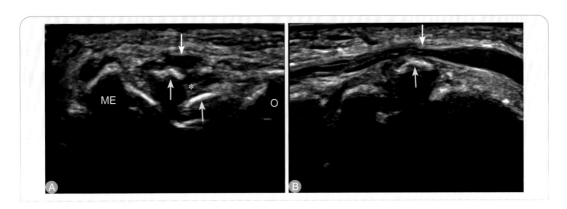

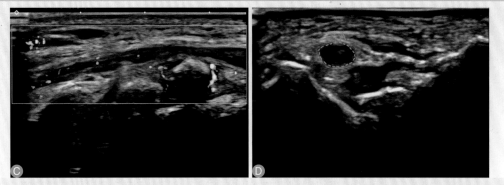

A.右肘管处尺神经短轴切面，见肘管变浅，其内可探及低回声滑膜（＊）及数个强回声骨赘（黄箭），其中一个游离骨赘紧邻尺神经（白箭）；B.肘管处尺神经长轴切面，见尺神经局部受肘关节后隐窝内骨赘（黄箭）卡压明显变细（白箭），近端及远端增粗，近端明显；C.SMI:肿胀的尺神经内及肘管内增生的滑膜上均可探及少量血流信号；D.肘管近端尺神经短轴切面，见尺神经增粗，横截面积为0.12 cm²（包络区）。ME：内上髁；O：鹰嘴。

图2-1-21　右肘管综合征（骨性关节炎并游离体卡压）

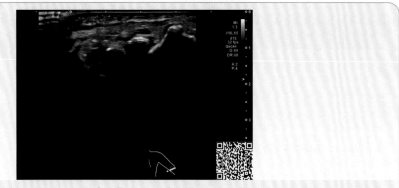

视频2-1-5　肘关节屈伸运动时，可见肘关节内强回声游离体随关节活动而移动并挤压尺神经

病例 10：肘管综合征合并尺神经半脱位

患者，女性，62岁，右肘内侧疼痛并右手尺侧半及环、小指感觉异常10月余。相关超声检查见图2-1-22和视频2-1-6。

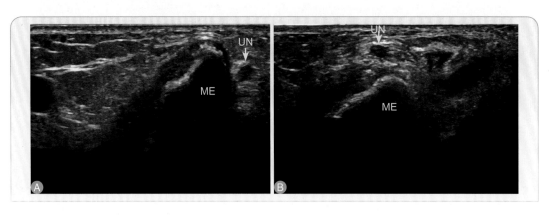

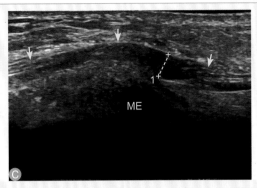

A.右肘管水平横切面，显示肘管内尺神经（黄箭）外膜增厚，回声增强，肱骨内上髁骨皮质不光滑；B.右肘关节屈曲位时尺神经（黄箭）移位至肱骨内上髁顶端；C.肘部纵切面，显示尺神经长轴（黄箭），见神经近端增粗、回声减低（标尺），内神经束显示欠清。UN：尺神经；ME：内上髁。

图2-1-22 右肘管综合征合并尺神经半脱位

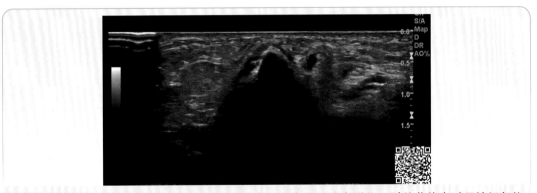

视频2-1-6 肘关节屈曲时尺神经脱位至肱骨内上髁表面，为半脱位；肘关节伸直时尺神经复位至肘管内

病例11：肘管综合征合并尺神经脱位

患者，男性，60岁，右手尺侧半及环、小指麻木3月余。相关超声检查见图2-1-23和视频2-1-7。

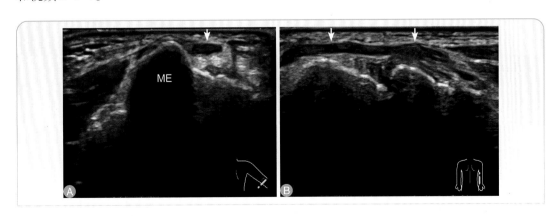

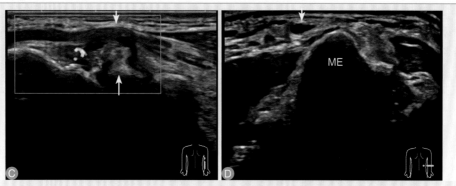

A.右肘管水平横切面，显示右尺神经（白箭）位于肘管内表浅位置；B.右肘管水平尺神经长轴切面，见尺神经粗细不均（白箭），神经束显示欠清；C.纵切面于肘管后隐窝内可探及增生的滑膜组织（长箭）向后挤压尺神经（短箭），SMI于增生的滑膜上探及少量血流信号；D.肘关节最大屈曲位时，尺神经（白箭）脱位至肱骨内上髁前方。ME：内上髁。

图2-1-23　右肘管综合征合并尺神经脱位

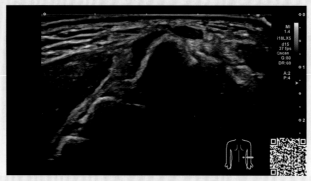

视频2-1-7　肘关节做屈曲动作时尺神经脱位至肱骨内上髁前方，肘关节伸直过程中尺神经复位至肘管内

病例12：肘管综合征合并尺神经及肱三头肌内侧头脱位

患者，男性，44岁，右手尺侧半及环、小指麻木1年余，加重半年。相关超声检查见图2-1-24和视频2-1-8。

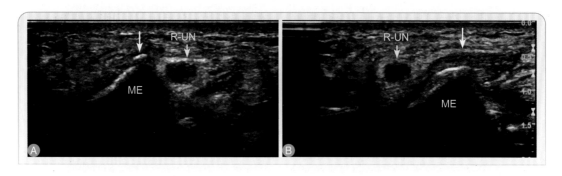

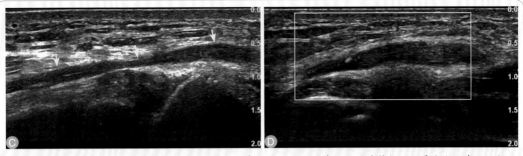

A.右肘管处横切面，见增粗的尺神经外膜增厚，回声增强，位于肘管浅面（黄箭），肱骨内上髁表面可探及突起的强回声骨赘（白箭）；B.肘关节最大屈曲位，见尺神经（黄箭）脱出至肱骨内上髁前方，肱三头肌内侧头（白箭）脱出至内上髁表面；C.肘部尺神经长轴切面，显示神经局部变细，近端及远端增粗（黄箭）；D.CDE：增粗的尺神经内可探及较丰富血流信号。ME：内上髁；R-UN：右尺神经。

图2-1-24　右肘管综合征合并尺神经及肱三头肌内侧头脱位

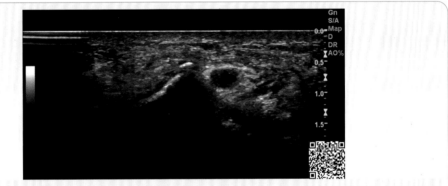

视频2-1-8　肘关节做屈曲动作时尺神经及肱三头肌内侧头脱位至肱骨内上髁前方，同时伴弹响，肘关节伸直过程中可见尺神经及肱三头肌内侧头复位

三、腕尺管综合征

【疾病概述】

腕尺管又称 Guyon 管，是豌豆骨和钩骨钩之间的骨纤维鞘管，其顶部为腕掌侧韧带，底部为腕横韧带，尺神经及其伴行的尺动、静脉在此间隙内经过。尺神经在腕尺管内受到各种因素卡压导致的症状和体征即腕尺管综合征。凡是能引起腕尺管内容物体积增大或容积减小的因素都可导致腕尺管综合征。常见的病因有腱鞘囊肿、血管瘤、脂肪瘤、尺动脉栓塞、肌肉变异、腕骨骨折或脱位等。

【临床表现】

临床症状、体征与病变部位及所累及尺神经主干或分支有关。累及主干时，表现为尺侧一个半手指麻木、刺痛，感觉减退或消失，小鱼际肌萎缩，环、小指背伸功能障碍，严重者出现"爪形手"。累及深支时，表现为手内在肌运动功能障碍，而感觉正常。累及浅支时，只出现感觉功能障碍，主要是手掌尺侧及尺侧一个半手指的皮肤感觉障碍。

【超声表现】

受累尺神经及其分支异常增粗、回声减低。超声常可发现引起尺神经卡压的病因，如腱鞘囊肿、异常肌肉、骨赘等。

【典型病例】

病例1：腕尺管综合征（腱鞘囊肿卡压）

患者，女性，47岁，以右手无力伴环、小指麻木3月余就诊。相关超声检查见图2-1-25。

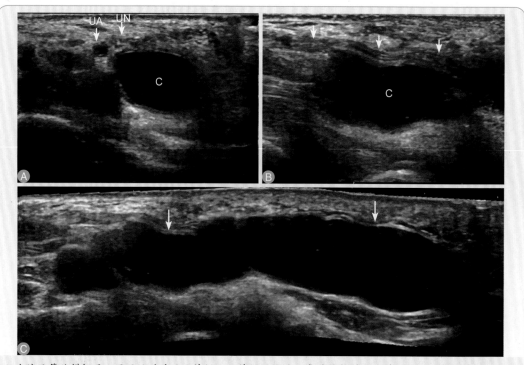

A.右腕尺管处横切面，显示尺动脉及尺神经，尺神经深面见一囊肿结构紧邻尺神经；B.腕部尺神经长轴切面，显示尺神经（白箭）受囊肿挤压走行弯曲；C.宽景成像显示腕部囊肿长轴切面（白箭），部分位于腕尺管内。UA：尺动脉；UN：尺神经；C：囊肿。

图2-1-25 右腕尺管综合征（腱鞘囊肿卡压）（一）

病例2：腕尺管综合征（腱鞘囊肿卡压）

患者，女性，62岁，以右手肌肉萎缩，环、小指麻木且活动受限5个月就诊。相关超声检查见图2-1-26。

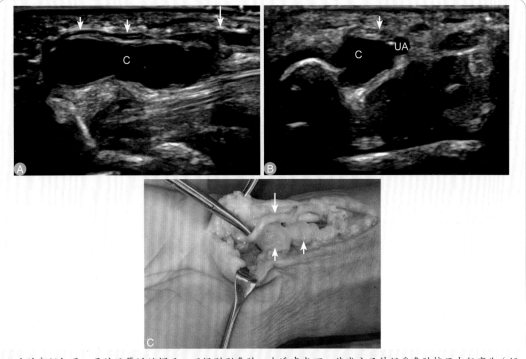

A.右腕部纵切面，于腕尺管近端探及一不规则形囊肿，内透声尚可，其浅方尺神经受囊肿挤压走行弯曲（短箭），囊肿近端神经增粗（长箭）；B.横切面，显示尺神经（白箭）受囊肿挤压变扁，其桡侧为尺动脉；C.术中照片，见尺神经（长箭）被囊肿（短箭）挤压顶起。UA：尺动脉；C：囊肿。

图2-1-26　右腕尺管综合征（腱鞘囊肿卡压）（二）

病例3：腕尺管综合征（腱鞘囊肿卡压）

患者，男性，52岁，右手尺侧一个半手指麻木、感觉减退2周。神经电生理检查提示：右腕部尺神经损害。相关超声检查见图2-1-27和视频2-1-9。

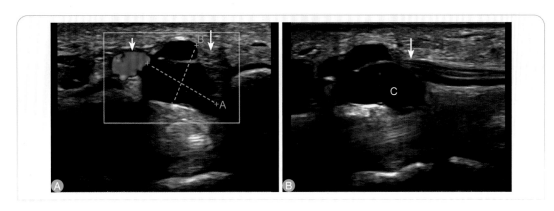

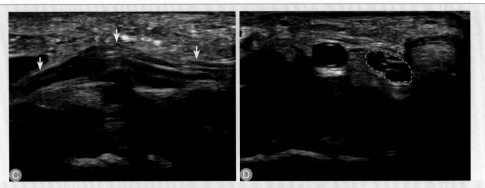

A.右腕部横切面，显示一囊肿结构（标尺）位于腕尺管内尺神经（长箭）与尺动脉（短箭）之间；B.纵切面，显示尺神经（白箭）受囊肿（C）卡压；C.腕尺管近端长轴切面，显示卡压近端神经肿胀增粗（白箭）；D.腕尺管近端横切面，显示肿胀增粗的尺神经短轴，横截面积明显增大达0.15 cm^2（包络区），部分神经束增粗。

图2-1-27　右腕尺管综合征（腱鞘囊肿卡压）（三）

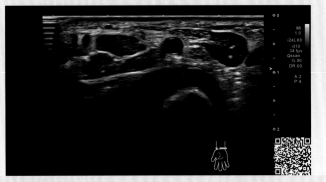

视频2-1-9　右腕部横切自腕尺管近端向远端连续扫查，见腕尺管内探及一不规则形囊肿，与尺神经关系密切并卡压远端尺神经

四、旋后肌综合征

【疾病概述】

旋后肌综合征又称桡管综合征，是桡神经深支在途经旋后肌深层和浅层之间时受到卡压引起的临床综合征。桡神经深支在旋后肌入口、旋后肌内及旋后肌出口处均可受到卡压而导致旋后肌综合征。一般认为旋后肌入口处的 Frohse 弓是最主要的卡压部位。

【临床表现】

主要为旋后肌以下桡神经深支支配肌肉的功能障碍，即伸拇、伸指障碍或功能完全丧失，伸腕时出现桡偏，但无垂腕和感觉障碍。因为桡侧腕长伸肌肌支、桡侧腕短伸肌肌支和桡神经浅支在桡神经进入旋后肌之前就已经分出。

【超声表现】

桡神经深支卡压处变细，有时可发现周围的异常回声，如增厚的腱性组织、骑跨的血管等，卡压处两端神经肿胀增粗（以近端为著）。

【典型病例】

病例1：旋后肌综合征（Frohse弓卡压）

患者，男性，54岁，1个月前无明显诱因出现右手指背伸功能障碍。神经电生理检查提示：右侧桡神经深支损害。相关超声检查见图2-1-28。

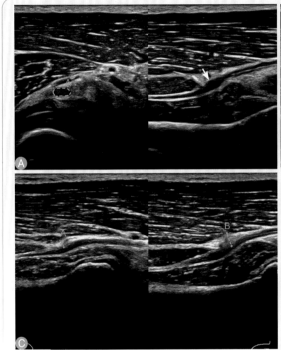
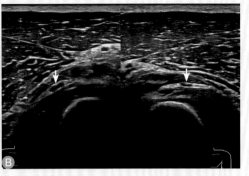

A.右侧桡神经深支旋后肌入口处声像图：左图短轴切面显示神经增粗，横截面积达0.05 cm²（包络区），右图长轴切面显示神经在旋后肌入口处明显肿胀增粗（白箭）；B.旋后肌内桡神经深支短轴切面双侧对比：左图显示患侧旋后肌内桡神经深支增粗（白箭），右图显示健侧正常的桡神经深支（白箭）；C.桡神经深支旋后肌入口处Frohse弓双侧对比：左图显示健侧Frohse弓厚约1.3 mm（标尺A），右图显示患侧Frohse弓厚约2.1 mm（标尺B）。

图2-1-28　右旋后肌综合征（Frohse弓卡压）

病例2：旋后肌综合征（旋后肌出口卡压）

患者，男性，37岁，出现不明原因的右手手指背伸功能障碍1月余。神经电生理检查提示：右桡神经深支严重损害。相关超声检查见图2-1-29。

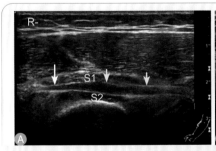
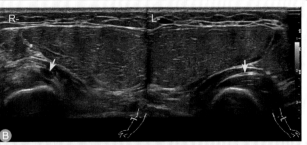

A.右侧旋后肌内桡神经深支长轴切面，显示旋后肌入口处及旋后肌内神经明显肿胀增粗（黄箭），旋后肌远端神经变细（白箭）；B.旋后肌内桡神经深支短轴切面双侧对比：左图显示右侧桡神经深支明显增粗（黄箭），右图显示左侧正常的桡神经深支（黄箭）。S1：旋后肌浅层；S2：旋后肌深层。

图2-1-29　右旋后肌综合征（旋后肌出口卡压）

病例3：旋后肌综合征（囊肿卡压）

患者，男性，36岁，澡堂搓背工，40天前出现不明原因的右手环指背伸无力，1周后右手其余4指相继出现背伸功能障碍。相关超声检查见图2-1-30和视频2-1-10。

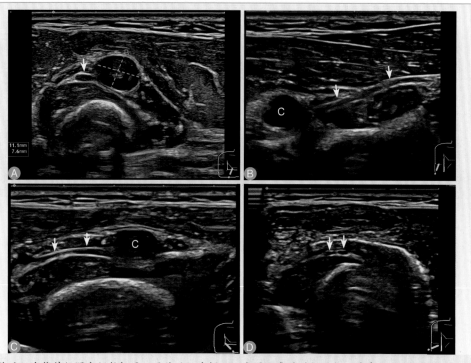

A.右旋后肌内桡神经深支短轴切面，于旋后肌内探及一类圆形囊肿（标尺），其旁可见增粗的桡神经深支（白箭）；B.旋后肌近端桡神经深支长轴切面，显示囊肿及其近端增粗的桡神经深支（白箭）；C.旋后肌远端桡神经深支长轴切面，显示囊肿及其远端增粗的桡神经深支（白箭）；D.超声引导下行囊肿穿刺抽吸治疗后，旋后肌内囊肿消失，深、浅两层之间可见桡神经深支（白箭）。C：囊肿。

图2-1-30　右旋后肌综合征（囊肿卡压）

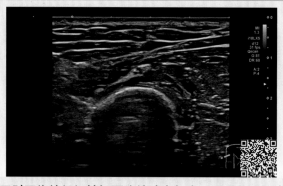

视频2-1-10　自肘上至肘下桡神经短轴切面连续动态扫查，可见旋后肌内一类圆形囊肿卡压桡神经深支

五、肘前部囊肿卡压桡神经深支

肘前部肱肌与肱桡肌之间及肘关节前方关节囊区域，是腱鞘囊肿或滑膜囊肿的好发部位。该部位的囊肿常会对桡神经深支产生卡压而导致手指背伸功能障碍。

病例 1：肘前部囊肿卡压桡神经深支

患者，男性，43 岁，以左手手指背伸无力 3 周就诊。相关超声检查见图 2-1-31。

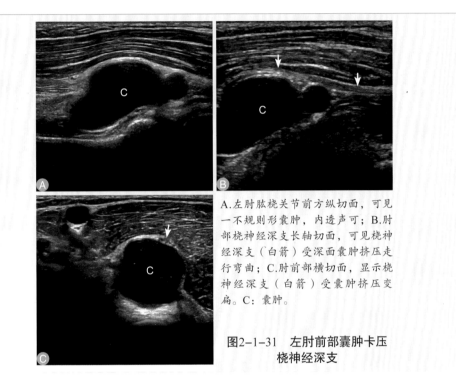

A.左肘肱桡关节前方纵切面，可见一不规则形囊肿，内透声可；B.肘部桡神经深支长轴切面，可见桡神经深支（白箭）受深面囊肿挤压走行弯曲；C.肘前部横切面，显示桡神经深支（白箭）受囊肿挤压变扁。C：囊肿。

图2-1-31　左肘前部囊肿卡压桡神经深支

病例 2：肘前部囊肿卡压桡神经深支

患者，女性，27 岁，不明原因出现右手手指背伸无力 1 月余。相关超声检查见图 2-1-32。

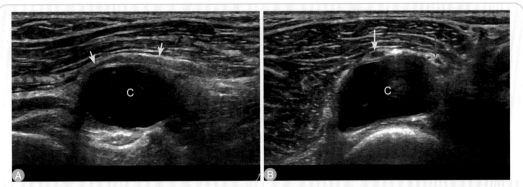

A.右肘前部纵切面，可见一不规则形囊肿，其浅面桡神经深支（黄箭）受囊肿挤压走行弯曲；B.肘前部横切面，显示囊肿浅面受压变扁的桡神经深支（黄箭）及其旁正常的桡神经浅支（红箭）。C：囊肿。

图2-1-32　右肘前部囊肿卡压桡神经深支

六、桡神经沙漏样病变

【疾病概述】

桡神经沙漏样病变是一种少见的、临床表现和电生理检查结果均与桡神经卡压相似的周围神经病变。病变神经常表现为一处或多处不同程度的环形缩窄。

【临床表现】

常为急性发病，病因尚不十分清楚。有学者认为与前臂过度运动导致的神经纤维扭转或血管炎有关，也有学者认为可能是基因缺失导致的常染色体显性遗传性疾病。其主要临床表现为无明显外伤的情况下出现上肢疼痛，同时或随后出现桡神经麻痹。桡神经功能障碍的程度与神经病变累及的部位以及神经病变的程度相关。

【超声表现】

超声表现为桡神经主干或深支一处或多处的环形缩窄，缩窄处神经干变细，神经外膜连续性存在。缩窄处无任何外在压迫性因素。缩窄处两端神经可增粗、回声减低。轻者仅见病变处神经外膜向心性增厚、回声增强，重者局部神经束明显变细甚至中断，仅靠外膜相连，神经呈"沙漏样"或"腊肠样"改变。

【典型病例】

病例 1：桡神经深支沙漏样病变

患者，男性，16 岁，2 个月前打篮球后出现右肘部疼痛并右手指背伸功能障碍，保守治疗无效。神经电生理检查提示：右侧桡神经深支完全损害。相关超声检查见图 2-1-33。

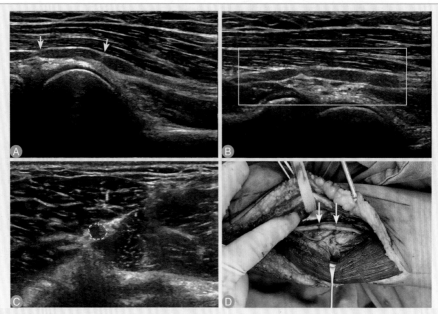

A.右肘部桡神经深支长轴切面，神经干可见两处缩窄（黄箭），缩窄两端神经增粗呈"沙漏样"改变；B.CDFI：病变神经内未见明显血流信号；C.病变神经短轴切面，显示缩窄环近端神经干肿胀增粗，横截面积达 0.08 cm^2（包络区）；D.术中照片，见桡神经深支两处缩窄（白箭）。

图2-1-33　右侧桡神经深支沙漏样病变

病例2：桡神经沙漏样病变

患者，男性，25岁，不明原因出现左手指背伸功能障碍2月余，保守治疗无明显改善。神经电生理检查提示：左侧桡神经运动支于上臂外侧肌间隔以下远段完全损害。相关超声检查见图2-1-34。

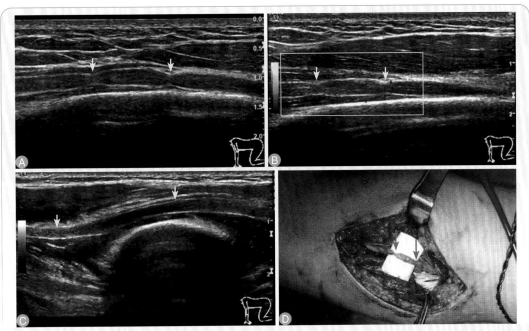

A.左侧螺旋沟下段桡神经可探及两处缩窄（黄箭），缩窄处两端神经增粗，局部桡神经呈"沙漏样"改变；B.CDFI：病变桡神经（黄箭）内局部可见血流信号增多；C.左旋后肌内桡神经深支肿胀增粗（黄箭），神经束膜显示不清；D.术中照片，见螺旋沟下段桡神经两处缩窄（蓝箭）。

图2-1-34 左侧桡神经沙漏样病变

七、旋前圆肌综合征

【疾病概述】

正中神经前臂近段走行于旋前圆肌的肱骨头和尺骨头之间，在此处受到卡压而产生的神经症候群，称为旋前圆肌综合征。常见的病因有解剖结构异常、局部肿物压迫、慢性运动损伤、创伤和感染等。

【临床表现】

主要为前臂近端疼痛，可为间歇性发作，旋前时加重。多伴有手掌桡侧和桡侧三个半手指麻木，拇对掌无力，屈腕、屈指功能障碍。

【超声表现】

正中神经受压处变细，两端肿胀增粗，回声减低，神经内束状结构显示欠清。CDFI

或 CDE 可探及神经内血流信号增多。

【典型病例】

病例：旋前圆肌综合征

患者，男性，49 岁，体力劳动者。1 个月前无明显诱因出现左前臂近端疼痛并桡侧三个半手指麻木，旋前时加重。相关超声检查见图 2-1-35。

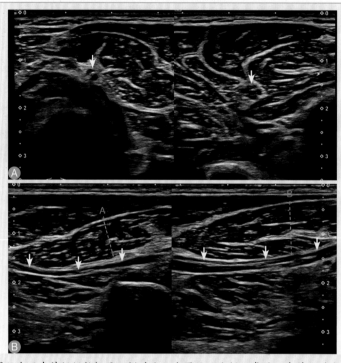

A.前臂上段旋前圆肌内正中神经短轴切面双侧对比：左图显示右侧正常的正中神经（白箭），右图显示左侧增粗的正中神经（白箭）；B.前臂上段旋前圆肌内正中神经长轴切面双侧对比：左图显示右侧正常的正中神经（白箭）及浅面旋前圆肌（标尺A），右图显示左侧增粗的正中神经（白箭）及浅面增厚的旋前圆肌（标尺B）。

图2-1-35　左侧旋前圆肌综合征

八、Struthers 弓卡压尺神经

【疾病概述】

Struthers 弓结构位于上臂中下段，起源并延续于内侧肌间隔和臂筋膜，且厚度明显增加，斜行从尺神经表面经过。其前界为臂内侧肌间隔，外界由肱三头肌内侧头的深部纤维或肌腱构成（分为腱性和肌性弓状组织结构）。从内侧肌间隔发出，并参与形成肱三头肌肌纤维的肌腱，为腱性 Struthers 弓。由肱三头肌内侧头的表层肌纤维、结缔组织和一些纤维和韧带成分组成的为肌性 Struthers 弓。并非所有人都存在 Struthers 弓，发生率约为

50%。该弓出现于肱骨内上髁近端约 8 cm 处，尺神经走行过程中易受到该弓状组织的压迫而致神经卡压。

【临床表现】

卡压较轻者临床症状可不明显；随着卡压程度加重，可出现肘内侧疼痛、手掌尺侧及尺侧一个半手指感觉异常、手内在肌无力等类似肘管综合征的表现；卡压严重者除小鱼际肌、拇内收肌、第一骨间肌等萎缩外，还可出现尺侧腕屈肌的萎缩。

【超声表现】

上臂中下段肱三头肌内侧头与前臂内侧肌间隔之间的 Struthers 弓结构较健侧增厚，其深面尺神经受压变扁，受压近端或（和）远端神经增粗。

【典型病例】

病例：Struthers 弓卡压尺神经

患者，女性，21 岁，于 13 年前出现不明原因的右手小指及环指无力，伸指、并指受限。本次以右手尺侧及环、小指麻木并背伸功能障碍就诊。查体见右手掌侧小鱼际肌、骨间肌萎缩。神经电生理检查提示：右侧尺神经损害（寸步法检测肘上 9 cm 处损害可能性大）。相关超声检查见图 2-1-36。

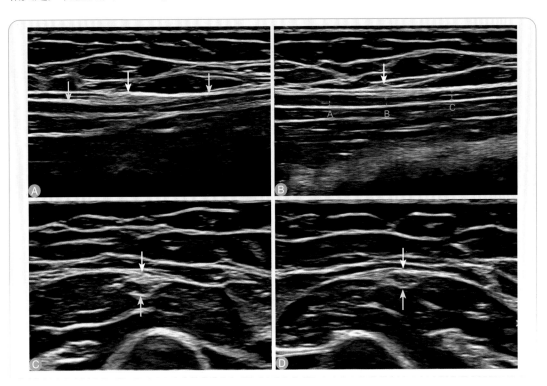

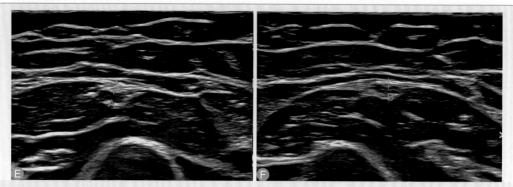

A.右上臂中下段尺神经长轴（黄箭）切面，尺神经浅面见一增厚的高回声腱性结构Struthers弓（白箭）；B.Struthers弓（白箭）深面尺神经受压变细（标尺B），其近端（标尺A）及远端（标尺C）稍增粗；C.右上臂Struthers弓（白箭）深面尺神经短轴切面，见尺神经受压变扁（黄箭）；D.左上臂对应位置尺神经短轴（黄箭）切面，神经浅面腱膜结构（白箭）未见明显增厚；E.尺神经卡压处浅面Struthers弓结构厚度约1.4 mm（标尺A）；F.左上臂对应部位尺神经浅面腱膜结构厚度约0.7 mm（标尺B）。

图2-1-36　右上臂Struthers弓卡压尺神经

九、腓总神经卡压综合征

【疾病概述】

腓总神经卡压综合征是下肢常见的神经卡压性病变，任何原因导致腓总神经受压而引起的临床症候群都称为腓总神经卡压综合征。腓管是由腓骨长肌发出的部分纤维和腓骨颈构成的骨纤维管道，在腓管内，腓总神经紧贴腓骨骨膜，位置较表浅，周围缺少脂肪组织缓冲，故腓总神经在该处易受卡压。腓总神经卡压综合征常见的病因有外伤、骨折脱位、不适当的外固定器具卡压，局部肿物、骨赘、骨痂等压迫神经，以及长期的不良姿势和习惯（如跷二郎腿）等。

【临床表现】

小腿前外侧及足背部麻木、疼痛，踝关节及足趾背伸功能障碍甚至消失，足外翻活动受限。

【超声表现】

卡压近端或（和）远端腓总神经肿胀增粗，回声减低，神经束状结构显示欠清或部分神经束增粗，短轴切面见"筛网状"结构模糊或部分增大，神经外膜回声增强，有时神经与周围组织分界不清。卡压部位神经有时可见压迹或走行弯曲，卡压较重者近端神经明显增粗或呈瘤样膨大。CDFI 或 CDE 于肿胀增粗的神经内常可探及增多的血流信号。

【典型病例】

病例1：腓总神经卡压综合征（挤压损伤）

患者，男性，49岁，3周前因车祸致右小腿被挤压3小时后出现右踝及足趾背伸功能障碍。相关超声检查见图2-1-37。

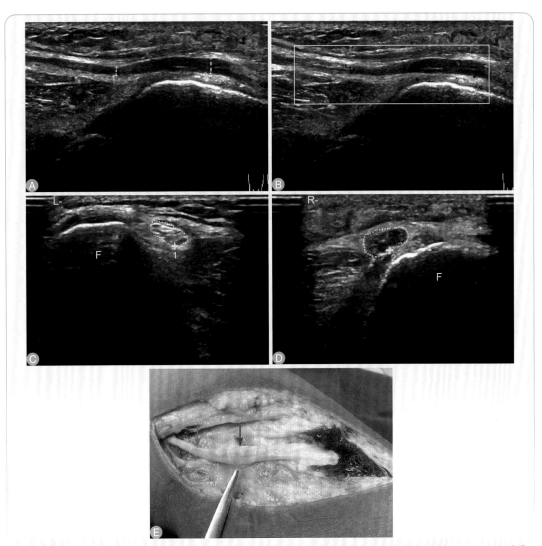

A.右腓总神经长轴切面，见神经在腓管入口处变细（标尺1），在腓管内肿胀增粗（标尺2）；B.CDE：腓管内肿胀增粗的腓总神经内可探及增多的血流信号；C.左侧腓骨小头旁正常的腓总神经短轴切面，神经横截面积为0.14 cm²（包络区）；D.右侧腓骨小头旁肿胀的腓总神经短轴切面，横截面积达0.22 cm²（包络区）；E.术中照片，见腓总神经卡压处变细（蓝箭），远端增粗（红箭）。F：腓骨。

图2-1-37　右腓总神经卡压综合征（挤压损伤）

病例2：腓总神经卡压综合征（筋膜增厚卡压）

患者，男性，32岁，出现不明原因的右踝及足趾背伸功能障碍1周。相关超声检查见图2-1-38。

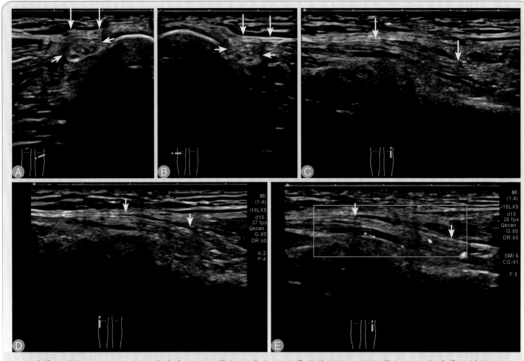

A.右腓管处横切面，显示右侧腓总神经（短箭）及其浅方增厚的筋膜组织（长箭）；B.左腓管处横切面，显示左侧腓总神经（短箭）及其浅方正常的筋膜组织（长箭）；C.右侧腓骨小头水平长轴切面，显示增粗的右侧腓总神经（白箭）；D.左侧腓骨小头水平长轴切面，显示正常的左侧腓总神经（白箭）；E.右侧腓骨小头水平长轴切面，SMI于增粗的腓总神经（白箭）内探及增多的血流信号。

图2-1-38　右腓总神经卡压综合征（筋膜增厚卡压）

病例3：腓总神经卡压综合征（上胫腓关节囊肿卡压）

患者，女性，46岁，无明显诱因出现右小腿肿痛10个月，右踝及足趾背伸功能障碍伴右足部感觉减退1月余。相关超声检查见图2-1-39。

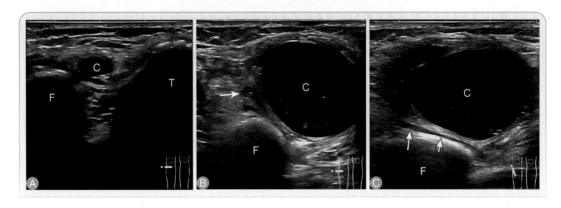

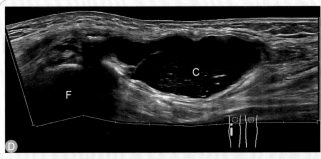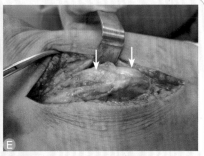

A.右上胫腓关节横切面，于关节处紧邻腓骨小头可见一囊肿；B.向下移动探头，见囊肿逐渐增大，于腓骨颈处可见囊肿紧邻腓总神经（白箭）；C.腓骨颈处腓总神经长轴切面，见腓总神经在囊肿和腓骨颈之间受压变细（短箭），近端增粗（长箭）；D.囊肿长轴切面宽景成像，见囊肿远端位于腓骨长肌内，体积较大；E.术中照片，见上胫腓关节旁的长条形囊肿（白箭）。F：腓骨；T：胫骨；C：囊肿。

图2-1-39　右腓总神经卡压综合征（上胫腓关节囊肿卡压）

病例4：腓总神经卡压综合征（囊肿卡压）

患儿，男性，14 岁，出现不明原因的左踝及足趾背伸功能障碍 1 周。相关超声检查见图 2-1-40 和视频 2-1-11。

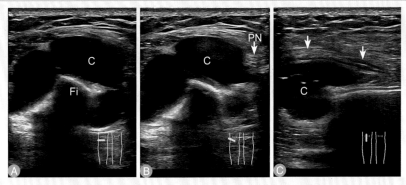

A.左腓骨（Fi）小头水平横切面，于腓骨小头旁探及一不规则形囊肿；B.囊肿与腓总神经关系密切；C.腓骨小头旁腓总神经（白箭）长轴切面，显示囊肿向后方挤压腓总神经。C：囊肿；PN：腓总神经。

图2-1-40　左腓总神经卡压综合征（囊肿卡压）

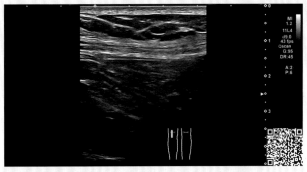

视频2-1-11　左腘窝下方腓总神经长轴切面连续扫查，见腓骨小头旁一形态不规则的囊肿，向后方挤压腓总神经

病例 5：腓总神经卡压综合征（腘窝处侵袭性纤维瘤病）

患者，女性，20 岁，1 个月前无明显诱因出现右踝及右足趾背伸功能受限并右足背内侧麻木，1 周前出现右膝关节活动受限并于右腘窝扪及包块，局部无压痛。相关超声检查见图 2-1-41 和视频 2-1-12。

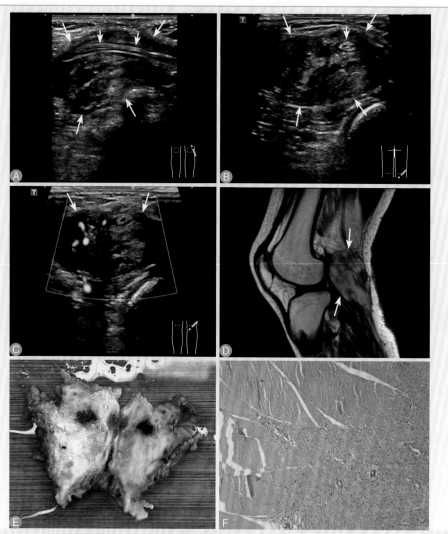

A.右腘窝处包块部位斜纵切面，于腓肠肌外侧头后外侧探及一实性不均质偏低回声肿物（长箭），腓总神经于肿物内弯曲穿行，粗细不均（短箭），神经结构显示尚清晰；B.腘窝处腓总神经短轴切面，见肿物（长箭）包绕腓总神经（短箭）；C.CDE于肿物（白箭）内探及较丰富血流信号；D.MRI增强扫描，见肿物呈明显不均匀强化（白箭），与腓肠肌外侧头分界不清，部分累及后方脂肪层；E.手术切除的肿物大体标本，切面呈灰白色，质硬；F.术后病理图片，免疫组化结果提示侵袭性纤维瘤病。

图2-1-41　右腓总神经卡压综合征（腘窝处侵袭性纤维瘤病）

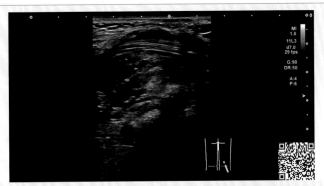

视频2-1-12 右腘窝处探及一偏低回声肿物，腓总神经于肿物内弯曲穿行，粗细不均

十、踝管综合征

【疾病概述】

踝管综合征是指踝管内胫神经及其分支受压而导致的以局部和足底放射性疼痛、麻木为主要临床表现的神经症候群。踝管位于内踝后方、后踝前方，是由屈肌支持带和跟骨内侧面、内踝共同围成的骨纤维管道。踝管可分为近侧和远侧两部分。近侧踝管综合征是指胫神经在内踝后方的卡压；远侧踝管综合征是指胫神经分支的卡压，包括足底内侧神经、足底外侧神经、跟内侧感觉支。创伤相关性疾病、系统性疾病（如糖尿病、痛风、甲状腺功能减退等）及占位性病变等均可引起踝管综合征。

【临床表现】

多起病缓慢，初起时患者可有内踝和足底麻木、疼痛，运动或负重后加重，休息后可缓解。随病情进展，症状可加重，疼痛呈持续性，部分患者有夜间痛醒史。查体见足跖侧感觉减退、局部 Tinel 征阳性。晚期可见受压神经所支配的肌肉萎缩。

【超声表现】

踝管内胫神经于受压处变细，近端增粗、回声减低。若踝管内有占位性病变，超声可显示病变的大小、形态及其与神经的位置关系。

【典型病例】

病例1：踝管综合征（囊肿卡压）

患者，女性，47岁，以左侧内踝及足底疼痛、麻木5月余，加重1周就诊。相关超声检查见图2-1-42。

第二章 周围神经常见病变超声诊断及典型病例图解

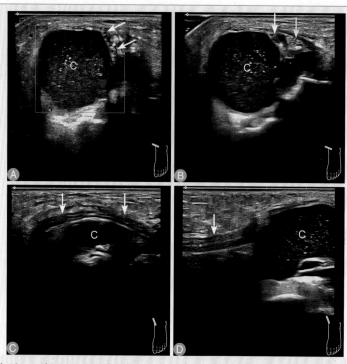

A.左踝管水平横切面，可探及一不规则形囊肿，内透声差，囊肿边缘可探及被挤压变扁的胫神经束状结构（白箭）及胫后动、静脉；B.踝管远端短轴切面，显示胫神经的足底内侧支（黄箭）及足底外侧支（白箭），均与囊肿关系密切；C.踝管内胫神经长轴切面，可见囊肿向浅面挤压胫神经（白箭）；D.囊肿卡压部位近端神经增粗（白箭）。C：囊肿。

图2-1-42　左踝管综合征（囊肿卡压）（一）

病例2：踝管综合征（囊肿卡压）

患者，男性，33岁，以左内踝及足底麻痛半年就诊。相关超声检查见图2-1-43。

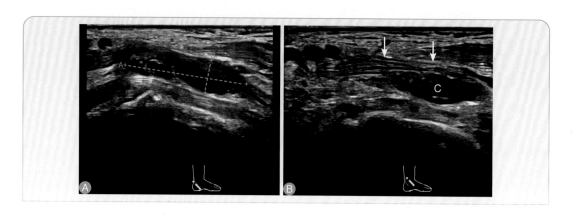

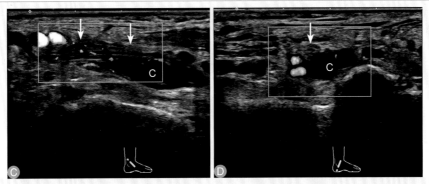

A.左踝管长轴切面，于踝管内见一不规则形囊肿（标尺），内透声欠佳，可见分隔；B.左踝管内胫神经（白箭）长轴切面，见神经粗细不均，囊肿与神经关系密切；C.SMI：增粗的胫神经（白箭）内可探及增多的血流信号；D.左踝管内胫神经短轴切面，见囊肿紧邻胫神经（白箭）。C：囊肿。

图2-1-43　左踝管综合征（囊肿卡压）（二）

病例3：踝管综合征（腱鞘囊肿卡压胫神经足底内侧支）

患者，女性，48岁，以右足底内侧麻木1个月就诊。相关超声检查见图2-1-44和视频2-1-13。

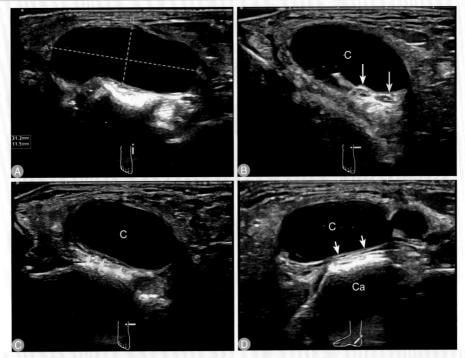

A.右踝管长轴切面，于远端踝管内探及一不规则形囊肿（标尺），内透声可；B.踝管远端短轴切面，显示囊肿旁的胫神经足底内侧支（白箭）及足底外侧支（黄箭）；C.继续向踝管远端扫查，显示胫神经足底内侧支（黄箭）被囊肿卡压明显变扁；D.右踝管远端长轴切面，显示胫神经足底内侧支（白箭）位于囊肿和跟骨之间。C：囊肿；Ca：跟骨。

图2-1-44　右踝管综合征（腱鞘囊肿卡压胫神经足底内侧支）

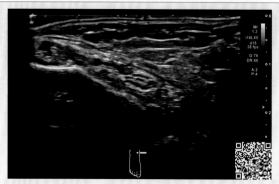

视频2-1-13　右踝管水平横切连续扫查，见远端踝管内探及一透声良好的腱鞘囊肿，胫神经足底内侧支受囊肿卡压明显变扁

病例4：踝管综合征（跟距骨桥并囊肿卡压）

患者，女性，50岁，以右内踝疼痛2月余就诊。相关超声检查见图2-1-45和视频2-1-14。

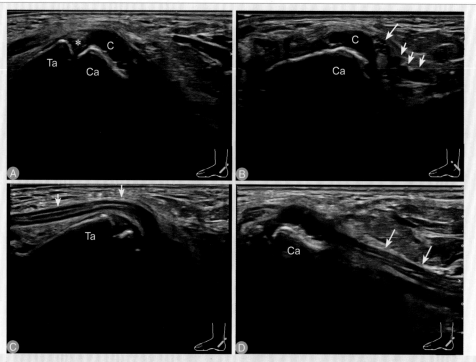

A.右内踝偏后斜纵切面，可见以纤维软骨（＊）连接的跟距骨桥结构，其表面探及一囊肿；B.踝管水平横切面，见囊肿紧邻胫神经（长箭），其旁可见胫后动、静脉（短箭）；C.骨桥近端胫神经长轴切面，见神经受骨桥挤压走行弯曲（白箭）；D.骨桥远端胫神经长轴切面，见远端神经增粗（白箭）。C：囊肿；Ta：距骨；Ca：跟骨。

图2-1-45　右踝管综合征（跟距骨桥并囊肿卡压）

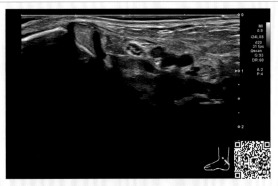

视频2-1-14　右踝管水平胫神经短轴切面连续扫查，见内踝处一明显突起的跟距骨桥结构并向浅面挤压胫神经，另于骨桥表面见一囊肿与胫神经关系密切

病例5：踝管综合征（痛风石卡压）

患者，男性，45岁，痛风病史数年。现以右足底内侧麻木7月余就诊。相关超声检查见图2-1-46。

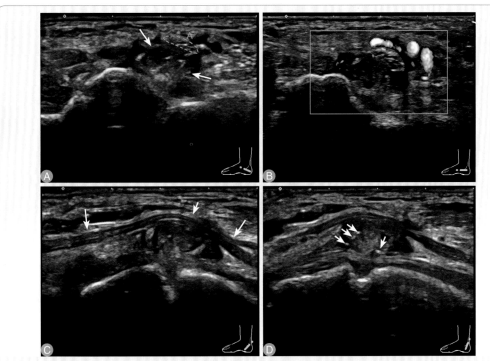

A.右踝管处横切面，于踝管内可探及一形态欠规则的混合回声团块（白箭），其浅面胫神经受压变扁（包络区）；B.SMI：混合回声团块内可探及少量血流信号；C.纵切面，可见混合回声团块向浅面挤压胫神经致神经局部变细（短箭），近端及远端增粗（长箭）；D.混合回声团块内可探及多个点状晶体强回声（白箭）。结合病史及血清尿酸值（502 μmol/L），考虑该混合回声团块为痛风石。

图2-1-46　右踝管综合征（痛风石卡压）

十一、四边孔综合征

【疾病概述】

四边孔是指位于腋窝后壁上的四边形间隙，其上界为小圆肌、肩胛骨外缘、肩胛下肌和肩关节囊，下界为大圆肌和背阔肌，内界为肱三头肌长头外侧缘，外界为肱三头肌外侧头和肱骨外科颈。内有旋肱后动、静脉和腋神经通过。四边孔综合征即腋神经卡压综合征，为腋神经或腋神经的主要分支在四边孔处受压后所引起的一系列临床综合征。

【临床表现】

临床表现为突然起病的臂外展受限，臂外旋力减弱，肩部及臂外侧区上 1/3 部皮肤感觉障碍；患肢呈间歇性疼痛或麻痛，部分患者感肩部沉重无力。

【超声表现】

四边孔内可探及腋神经增粗或占位性病变。部分患者可见三角肌、小圆肌萎缩变薄、回声增强。

【典型病例】

病例1：四边孔综合征

患者，男性，52岁，半年前因劳累致右前臂疼痛、活动受限，休息后缓解。后感右肩外展无力并逐渐加重。查体见右侧三角肌萎缩，右肩主动外展受限。神经电生理检查提示：右侧腋神经完全性损害。相关超声检查见图 2-1-47。

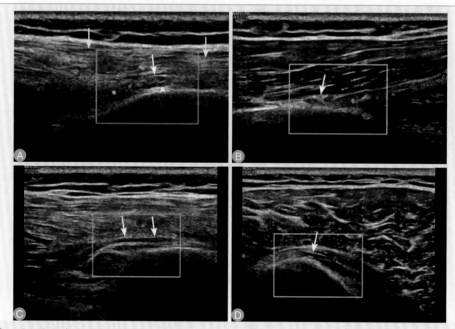

A.右肩四边孔内腋神经短轴切面，显示右腋神经（白箭）增粗，另见三角肌（黄箭）萎缩、回声增强、纹理不清；B.左肩四边孔内腋神经短轴切面，显示正常细小的腋神经（白箭），与旋肱后动、静脉伴行；C.右肩四边孔内腋神经长轴切面，可见不均匀增粗的腋神经（白箭）；D.左肩四边孔内腋神经长轴切面，见正常纤细的腋神经（白箭）。

图2-1-47 右侧四边孔综合征

病例 2：四边孔综合征（神经鞘瘤卡压）

患者，男性，35 岁，出现不明原因的右肩疼痛不适 1 年余。查体见右肩部三角肌萎缩，右上臂外展受限、上举困难。相关超声检查见图 2-1-48。

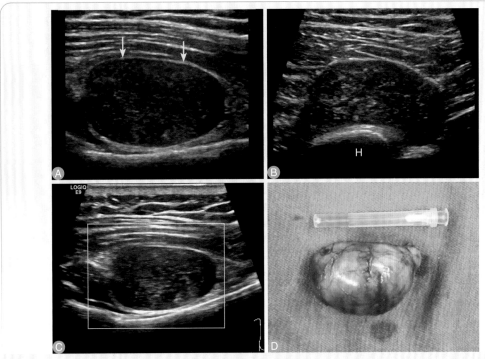

A.右肩四边孔间隙内探及一3.5 cm×2.4 cm×3.6 cm椭圆形低回声包块（黄箭），边界清晰，包膜完整，内回声欠均匀；B.包块短轴切面，见包块紧邻肱骨（H）；C.CDFI：包块内未探及明显血流信号；D.术后大体照片，病理结果为神经鞘瘤（来源于腋神经）。H：肱骨。

图2-1-48　右侧四边孔综合征（神经鞘瘤卡压）

十二、坐骨神经卡压综合征（深部臀肌综合征）

【疾病概述】

坐骨神经卡压最常见的部位为梨状肌下口或穿越梨状肌时，所以也被称为梨状肌综合征。近年来的研究发现引起坐骨神经在臀部卡压的肌肉除梨状肌外，还有臀肌、腘绳肌、孖肌－闭孔内肌复合体等。另外，臀部纤维带、结核或占位性病变等也可卡压或刺激坐骨神经。因此有学者认为将该病称为深部臀肌综合征更为恰当。深部臀肌综合征是一种非盘源性坐骨神经痛，根据受累位置和病因，可分为 6 个亚型：梨状肌综合征、孖肌－闭孔内肌综合征、坐骨－股骨撞击综合征、近端腘绳肌综合征、盆腔内或骶孔内病变、阴部神经卡压。

【临床表现】

坐骨神经卡压综合征可表现为患侧臀部或大腿间歇性或持续性疼痛或感觉障碍，疼痛随髋关节屈曲活动而增加，久坐和长时间步行后加重。

【超声表现】

因卡压原因不同，超声可有不同的声像图表现。受扫查深度和患者体型等多种因素影响，超声不一定能显示所有患者坐骨神经的形态学异常。检查时还需关注坐骨神经周围结构，并注意双侧对比。

【典型病例】

病例 1：梨状肌综合征

患者，女性，31 岁，出现不明原因的右臀部疼痛 1 月余，久坐后疼痛向右下肢放射。相关超声检查见图 2-1-49。

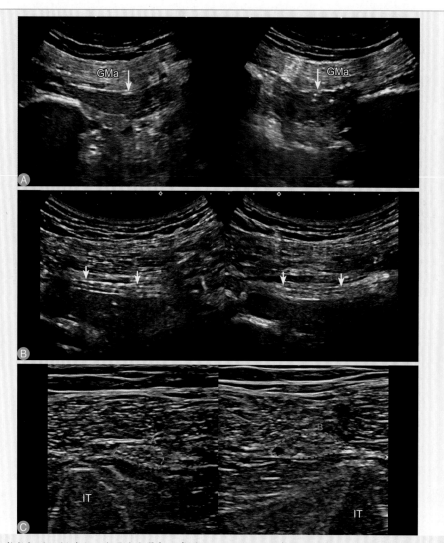

A.梨状肌长轴切面双侧对比：左图为左臀部正常梨状肌，纹理显示清晰（白箭），右图为右臀部增厚的梨状肌，纹理显示欠清，内回声不均（白箭）；B.坐骨大孔以远坐骨神经长轴切面双侧对比：左图为左侧正常的坐骨神经（白箭），右图为右侧增粗的坐骨神经（白箭）；C.臀横纹处坐骨神经短轴切面双侧对比：左图为左侧正常的坐骨神经（包络区A），右图为右侧增粗的坐骨神经（包络区B）。GMa：臀大肌；IT：坐骨结节。

图2-1-49　右侧梨状肌增厚卡压坐骨神经

病例 2：梨状肌综合征

患者，男性，68 岁，右侧腰部及髋部疼痛伴右下肢疼痛、麻木 2 年，加重半年。相关超声检查见图 2-1-50 和视频 2-1-15。

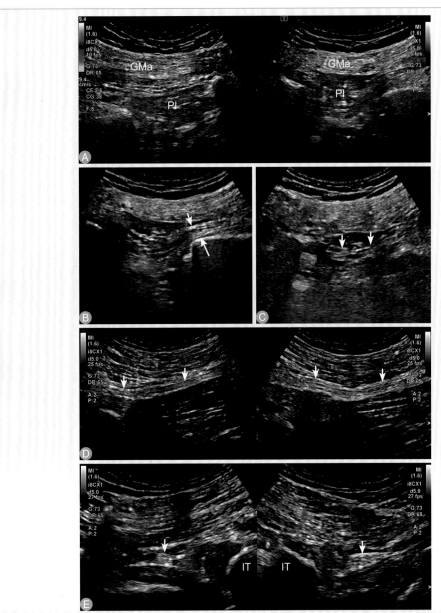

A.臀部梨状肌长轴切面双侧对比：左图为正常的左侧梨状肌及臀大肌，右图为增厚的右侧梨状肌，内回声不均，其浅面臀大肌较左侧萎缩变薄、回声增强；B.右臀部梨状肌出口坐骨神经长轴切面，可见坐骨神经变异为两束，一束从梨状肌下孔穿出（长箭），另一束从梨状肌内穿出（短箭），两束向下走行汇合为一束；C.右臀部梨状肌短轴切面，显示走行于梨状肌内的坐骨神经（白箭）；D.股方肌水平坐骨神经长轴切面双侧对比：左图显示左侧正常的坐骨神经（白箭），右图显示右侧坐骨神经较左侧增粗（白箭）；E.坐骨结节水平坐骨神经短轴切面双侧对比：左图显示左侧正常的坐骨神经（白箭），右图显示右侧增粗的坐骨神经（白箭）。PI：梨状肌；GMa：臀大肌；IT：坐骨结节。

图2-1-50　右侧梨状肌增厚卡压变异的坐骨神经

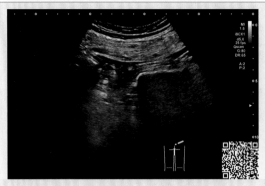

视频2-1-15 梨状肌出口坐骨神经长轴切面扫查，见变异为两束的坐骨神经，一束从梨状肌下孔穿出，另一束从梨状肌内穿出，两束向下走行汇合为一束

病例3：臀下静脉血栓形成卡压坐骨神经

患者，男性，80岁，腰椎术后5天出现右臀部间断性疼痛并向右下肢放射，呈进行性加重。相关超声检查见图2-1-51。

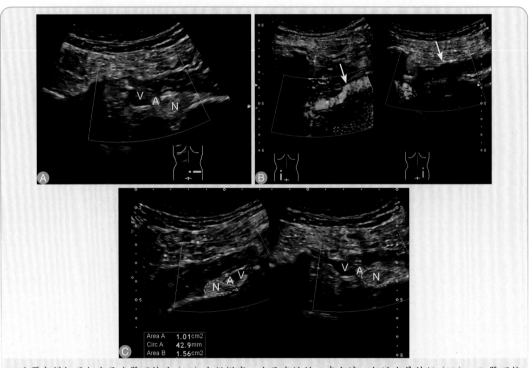

A.右臀部横切面扫查见右臀下静脉（V）内径增宽，内见实性低回声充填，邻近坐骨神经（N）；B.臀下静脉长轴切面双侧对比：左图显示左臀下静脉（白箭）充盈良好，右图显示右臀下静脉（白箭）内未见血流充盈；C.梨状肌水平坐骨神经短轴切面双侧对比：显示右侧坐骨神经较左侧增粗，左图显示左侧坐骨神经横截面积为1.01 cm²（包络区），右图显示右侧坐骨神经横截面积为1.56 cm²（包络区）。A：臀下动脉。

图2-1-51 右臀下静脉血栓形成卡压坐骨神经

病例 4：卵巢囊肿疝入坐骨大孔卡压坐骨神经

患者，女性，47 岁，以右下肢疼痛 2 月余就诊，坐位时疼痛明显，长时间行走后疼痛加重，平卧位休息后可缓解。既往右侧卵巢囊肿病史数年。相关超声检查见图 2-1-52 和视频 2-1-16。

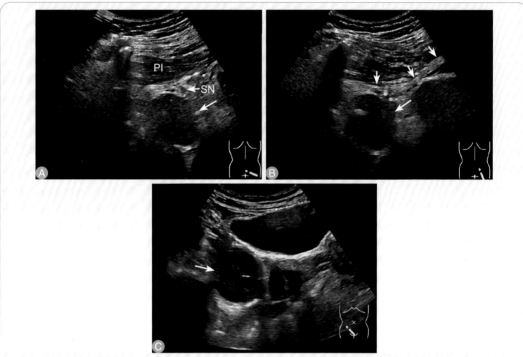

A.右臀部坐骨大孔处梨状肌长轴切面，见梨状肌（PI）形态正常，纹理清晰，梨状肌前方显示坐骨神经短轴（SN），坐骨神经前方可见一较大低至无回声包块（长箭）；B.右臀部坐骨大孔处坐骨神经长轴切面，见坐骨神经（短箭）呈条状高回声，其前方包块（长箭）向后挤压坐骨神经致神经走行弯曲；C.充盈膀胱后经腹扫查子宫、附件，见右附件区一囊肿（白箭），大小、形态与梨状肌前方包块一致，考虑为卵巢囊肿疝入坐骨大孔。

图2-1-52　右侧卵巢囊肿疝入坐骨大孔卡压坐骨神经

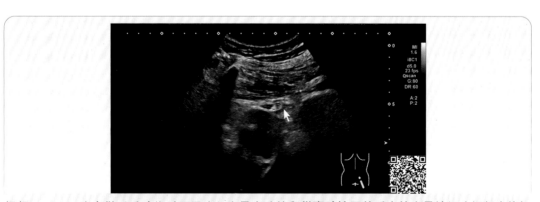

视频2-1-16　患者做乏氏动作时可见疝入坐骨大孔的卵巢囊肿挤压其后方的坐骨神经（视频中体标探头指示有误，应为横切）

病例5：腺肌症子宫卡压坐骨神经

患者，女性，41岁，出现不明原因的右侧髋后部疼痛不适2年，偶向右下肢放射。相关超声检查见图2-1-53。

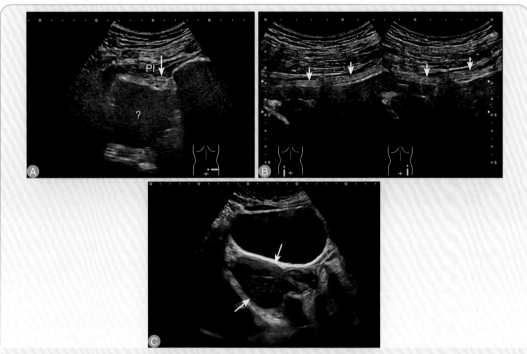

A.右臀部梨状肌长轴切面，可见梨状肌（PI）及其深面的坐骨神经（白箭），梨状肌及坐骨神经前方可见一较大的低回声结构（?）；B.臀部坐骨神经长轴切面双侧对比：左图显示左侧正常的坐骨神经（白箭），右图显示右侧增粗的坐骨神经（白箭）；C.充盈膀胱后平卧位经腹扫查，见子宫（白箭）增大，形态不规则，后壁肌层增厚，回声不均。

图2-1-53　腺肌症子宫卡压右侧坐骨神经

注：结合该患者子宫腺肌症的病史，经不同体位扫查确认，图A中位于梨状肌前方压迫坐骨神经的低回声结构即为增大的腺肌症子宫。

病例6：盆腔肿瘤卡压坐骨神经

患儿，男性，6岁，1岁起不明原因出现间断性腹泻，近1年来出现腹泻、便秘交替症状。近2个月来频繁出现右侧下肢麻木，坐位时明显。相关超声检查见图2-1-54。

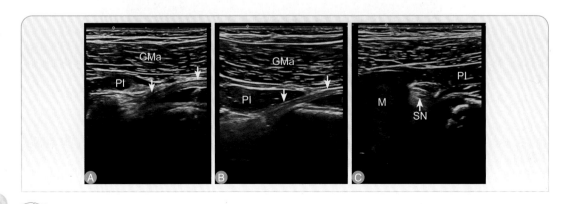

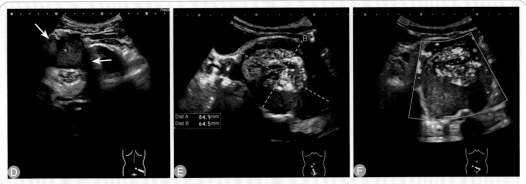

A.右臀部梨状肌出口处坐骨神经长轴切面，可见增粗的右坐骨神经（白箭），回声稍减低，其浅面梨状肌及臀大肌均较左侧变薄；B.左臀部梨状肌出口处左坐骨神经正常对照（白箭）；C.右臀部梨状肌长轴切面，可见梨状肌前上方一实性包块，向后下方挤压梨状肌及坐骨神经；D.凸阵探头扫查（与图C同一位置），显示实性包块体积较大，内回声不均（白箭）；E.充盈膀胱后仰卧位经腹扫查，于盆腔内探及一大小约84.9 mm×64.5 mm的实性混合回声包块（标尺），中央为不均质强回声，周边呈不规则低回声；F.CDFI：包块内探及较丰富血流信号。PI：梨状肌；GMa：臀大肌；M：包块；SN：坐骨神经。

图2-1-54　盆腔肿瘤卡压右侧坐骨神经

注：该患儿于外院手术切除盆腔肿瘤，病理结果为节细胞神经母细胞瘤。术后患儿右下肢麻木症状明显好转。

病例7：臀部神经鞘瘤卡压变异的坐骨神经

患者，女性，59岁，以"右下肢疼痛、麻木不适8年余，加重2年"就诊。相关超声检查见图2-1-55和视频2-1-17。

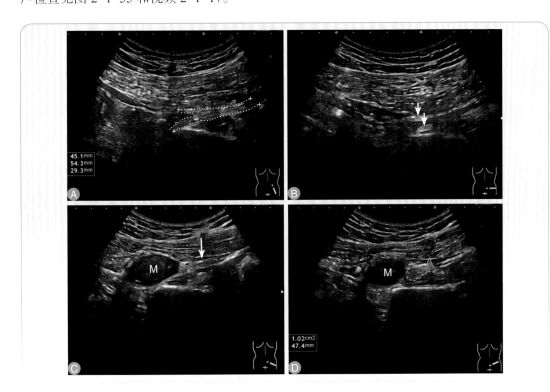

第二章　周围神经常见病变超声诊断及典型病例图解

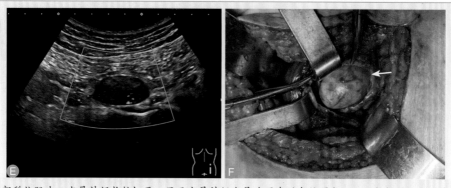

A.右臀部梨状肌出口坐骨神经长轴切面，显示坐骨神经变异为两束（包络区）；B.短轴切面，显示变异的两束坐骨神经（白箭）；C.右臀部梨状肌出口斜切面，探及一实性偏低回声肿物（M），与坐骨神经（白箭）关系密切；D.肿物（M）短轴切面，见肿物紧邻坐骨神经（包络区）；E.SMI：肿物内探及少量血流信号；F.术中照片，显示梨状肌出口处肿物（白箭），术后病理为神经鞘瘤。

图2-1-55 右臀部梨状肌出口神经鞘瘤卡压坐骨神经

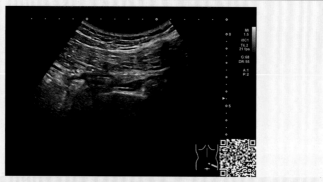

视频2-1-17 右臀部坐骨神经长轴扫查，显示梨状肌出口处一实性偏低回声肿物，与坐骨神经关系密切

病例8：髋关节置换术后血肿卡压坐骨神经

患者，男性，34岁，因左侧股骨头坏死行左髋关节置换术，术后第2天即感左臀部及左大腿后方疼痛、麻木，症状持续性加重并蔓延至小腿及足底。相关超声检查见图2-1-56。

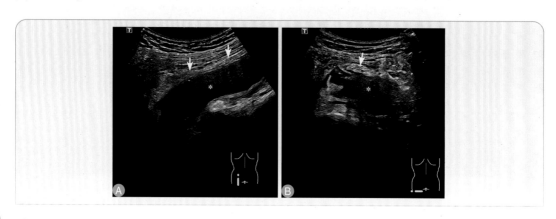

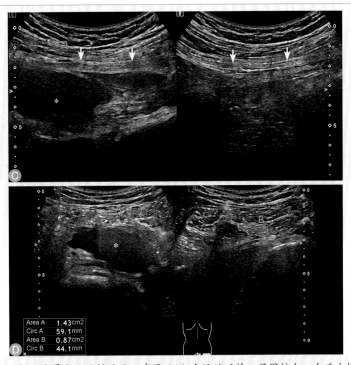

A.左侧臀部纵切面，探及坐骨大孔处低至无回声区（*）向远端延续，范围较大，向后方挤压坐骨神经（白箭）；B.左侧臀横纹水平短轴切面，显示受压变扁的坐骨神经（白箭）及其前方的低至无回声区（*）；C.股方肌水平坐骨神经长轴切面双侧对比：左图显示左侧增粗的坐骨神经（白箭），其前方可见低至无回声区（*）向后挤压神经，右图显示右侧正常的坐骨神经（白箭）；D.股方肌水平坐骨神经短轴切面双侧对比：左图显示左侧增粗的坐骨神经，横截面积为1.43 cm²（包络区A），其前方可见低至无回声区（*），右图显示右侧正常的坐骨神经，横截面积为0.87 cm²（包络区B）。

图2-1-56　左髋关节置换术后血肿卡压坐骨神经

注：该患者行手术探查，证实为血肿卡压坐骨神经。

病例9：肌内血管瘤卡压坐骨神经

患儿，女性，11岁，2周前不明原因出现右大腿后侧疼痛、肿胀，疼痛偶向小腿放射。相关超声检查见图 2-1-57 和视频 2-1-18。

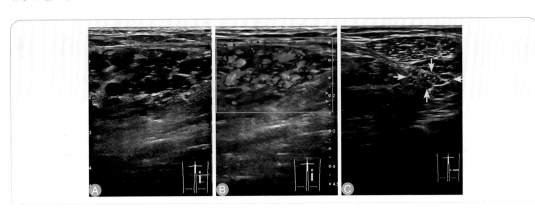

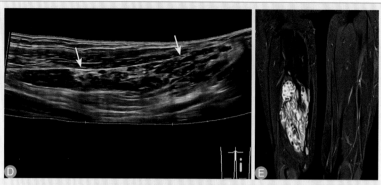

A.右大腿后侧肿痛处纵切面，于大腿中下段半膜肌内探及较大范围不规则偏低回声，内呈"蜂窝状"结构；B.CDFI：探头加压时"蜂窝状"结构内可见血流信号增多；C.短轴切面，可见半膜肌内偏低回声向外侧挤压坐骨神经，致神经形态失常，神经外膜显示欠清（黄箭）；D.宽景成像显示半膜肌内较长的"蜂窝状"偏低回声结构（白箭）；E.MRI增强扫描，T_1WI呈不均匀强化，内见点状低信号影，考虑半膜肌内血管瘤。

图2-1-57　右大腿半膜肌内血管瘤卡压坐骨神经

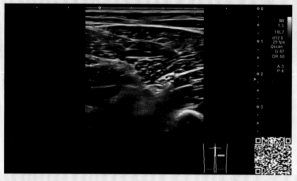

视频2-1-18　右大腿后侧自上而下横切面连续扫查，见大腿中下段半膜肌内异常"蜂窝状"低回声结构并向外挤压坐骨神经

十三、股外侧皮神经卡压

【疾病概述】

股外侧皮神经卡压是临床常见病变，又称为股外侧皮神经炎。肥胖、高龄、糖尿病是该病的危险因素。另外，穿紧身裤、外伤、盆腔肿块压迫等也易致病。

【临床表现】

临床表现为大腿前外侧皮肤感觉异常，如麻木、刺痛、蚁行感、烧灼感等，体力劳动、久站久坐后可加剧，休息后可减轻。

【超声表现】

多表现为髂前上棘处纤维组织增厚，致局部神经受压变细，远端神经增粗，严重者呈瘤样改变。

【典型病例】

病例 1：股外侧皮神经卡压

患者，男性，68 岁，不明原因出现左大腿前外侧麻木、疼痛、感觉减退 3 月余。相关超声检查见图 2-1-58。

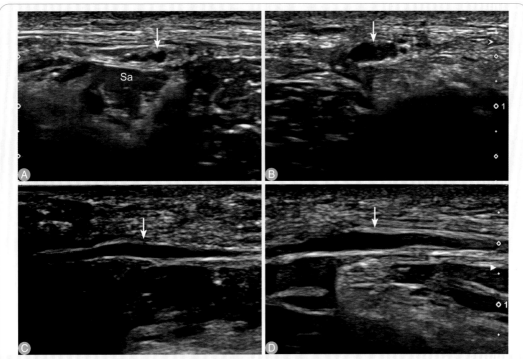

A.右腹股沟水平横切面，显示缝匠肌浅面正常的股外侧皮神经短轴（白箭）；B.左腹股沟水平横切面，显示股外侧皮神经（白箭）较对侧增粗、回声减低；C.右腹股沟水平纵切面，显示正常的股外侧皮神经长轴（白箭）；D.左腹股沟水平纵切面，显示股外侧皮神经（白箭）较对侧增粗。Sa：缝匠肌。

图2-1-58　左股外侧皮神经卡压

病例 2：股外侧皮神经卡压

患者，女性，55 岁，长时间下蹲干农活后出现右大腿前外侧皮肤麻木、感觉障碍 1 月余。相关超声检查见图 2-1-59。

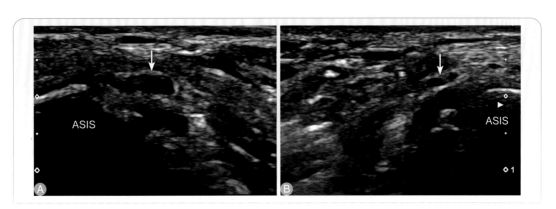

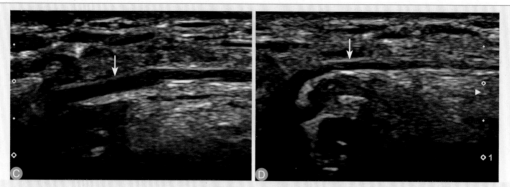

A.右髂前上棘水平横切面，显示髂前上棘内侧增粗、回声减低的股外侧皮神经短轴（白箭）；B.左髂前上棘水平横切面，显示髂前上棘内侧正常的股外侧皮神经短轴（白箭）；C.右髂前上棘内侧纵切面，显示增粗的股外侧皮神经长轴（白箭）；D.左髂前上棘内侧纵切面，显示正常的股外侧皮神经长轴（白箭）。ASIS：髂前上棘。

图2-1-59　右股外侧皮神经卡压

病例3：股外侧皮神经卡压

患者，女性，22岁，体瘦，喜穿紧身牛仔裤。6年前不明原因出现右大腿前外侧皮肤麻木。1年前开始出现左大腿前外侧皮肤麻木，症状较右侧轻。相关超声检查见图2-1-60。

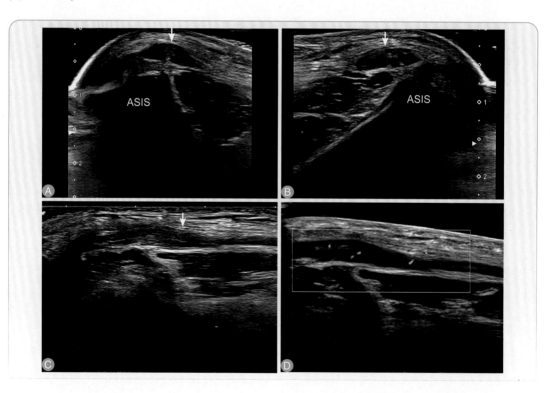

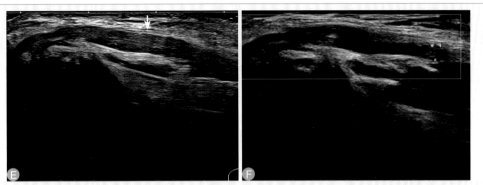

A.右髂前上棘处横切面，显示明显增粗的右股外侧皮神经（白箭）；B.左髂前上棘处横切面，显示明显增粗的左股外侧皮神经（白箭）；C.右髂前上棘内侧股外侧皮神经长轴切面，显示右股外侧皮神经增粗（白箭）；D.SMI：右股外侧神经内探及部分血流信号；E.左髂前上棘内侧股外侧皮神经长轴切面，显示左股外侧皮神经增粗（白箭）；F.SMI：左股外侧皮神经内探及部分血流信号。ASIS：髂前上棘。

图2-1-60　双侧股外侧皮神经卡压

十四、肩胛上神经卡压综合征

【疾病概述】

肩胛上神经卡压综合征是因肩胛上神经在肩胛上切迹或冈盂切迹处受到卡压引起的一系列症状和体征，是引起肩部疼痛的常见疾病之一。肩胛上神经由臂丛上干发出后，先穿过肩胛横韧带与肩胛上切迹组成的骨纤维孔，该处是肩胛上神经容易卡压的部位之一，当上肢外展、外旋或频繁活动时，神经在此通道内反复摩擦导致增粗、水肿，使通道变窄、神经受压。肩胛上神经穿过肩胛上切迹后发出分支支配冈上肌，继而下行经冈盂切迹进入冈下窝并分支支配冈下肌。冈盂切迹是肩胛上神经容易卡压的另一部位，肩关节盂唇损伤继发的冈盂切迹处囊肿是肩胛上神经卡压最常见的原因。

【临床表现】

主要表现为肩部疼痛，肩关节功能受限，上肢外展、外旋无力等，病程较长者可出现相应肌肉的萎缩。肩胛上切迹处的神经卡压可导致冈上肌及冈下肌的萎缩，而冈盂切迹处的卡压只引起冈下肌的萎缩。

【超声表现】

由于肩胛上神经细小，且在肩胛上切迹及冈盂切迹处位置较深，超声有时不能直接显示神经结构，但可以显示与其伴行的肩胛上动脉，所以超声在该处发现占位性病变（如腱鞘囊肿等），且病变邻近肩胛上动脉时，结合临床症状可提示肩胛上神经卡压。同时，卡压较重、病程较长者，超声还可发现相应支配肌肉较对侧萎缩变薄。

【典型病例】

病例1：肩胛上神经卡压综合征

患者，女性，69岁，20天前出现不明原因的右肩背部疼痛不适并功能障碍。相关超声检查见图2-1-61。

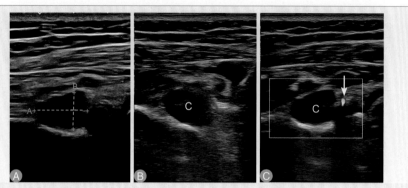

A.右肩后方冈盂切迹处横切面，见一不规则形囊肿（标尺），紧邻骨面，内透声可；B.纵切面，显示冈盂切迹处的囊肿（C）；C.CDFI：囊肿旁可显示肩胛上动脉血流信号（白箭）。

图2-1-61　右肩冈盂切迹囊肿卡压肩胛上神经

病例2：肩胛上神经卡压综合征

患者，男性，71岁，左肩背部困痛不适4年余，加重半年。相关超声检查见图2-1-62和视频2-1-19。

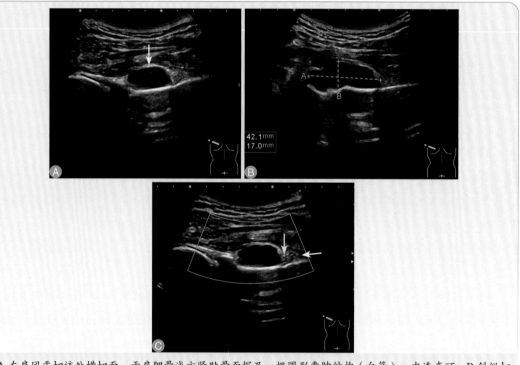

A.左肩冈盂切迹处横切面，于肩胛骨浅方紧贴骨面探及一椭圆形囊肿结构（白箭），内透声可；B.斜纵切面可见囊肿形态欠规则，大小约42.1 mm×17.0 mm（标尺）；C.SMI：于囊肿旁可探及肩胛上动脉血流信号（黄箭），其旁可见筛网状的肩胛上神经（白箭）紧邻囊肿。

图2-1-62　左肩冈盂切迹囊肿卡压肩胛上神经

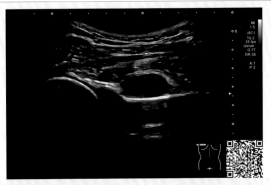

视频2-1-19　左肩背部扫查可见左肩冈盂切迹处一不规则囊肿，边界清，内透声好，囊肿紧邻并卡压其旁的肩胛上神经

十五、其他神经卡压病例

【典型病例】

病例1：腱鞘囊肿卡压尺神经深支

患者，女性，52岁，无明显诱因出现左手第1～4指远端无力，3、4指不能并拢4个月，加重1天。神经电生理检查提示：左侧尺神经深支远段严重损害。相关超声检查见图2-1-63。

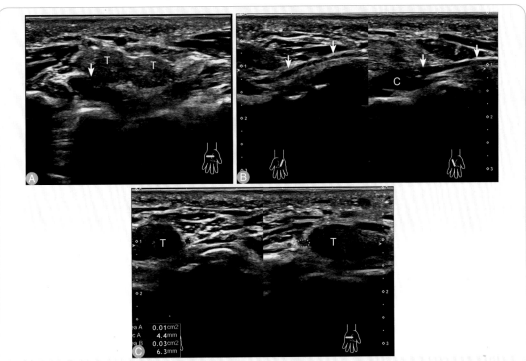

A.左手掌部横切面，于指屈肌腱和掌骨之间可探及一不规则形囊肿（白箭）；B.手掌部尺神经深支长轴切面双侧对比：左图显示右侧正常的尺神经深支（白箭），右图显示左侧增粗的尺神经深支（白箭），囊肿紧邻并卡压神经近心端；C.尺神经深支短轴切面双侧对比：左图显示右侧正常的尺神经深支横截面积为0.01 cm²（包络区），右图显示左侧增粗的尺神经深支横截面积为0.03 cm²（包络区）。C：囊肿；T：指屈肌腱。

图2-1-63　左手掌部腱鞘囊肿卡压尺神经深支

病例2：上臂穿刺术后血肿卡压正中神经

患者，男性，43岁，1个月前行冠状动脉支架植入术后右上臂穿刺区血肿形成，术后出现右前臂困麻，右手第1～4指感觉异常。对症治疗1个月后症状改善不佳来诊。相关超声检查见图2-1-64。

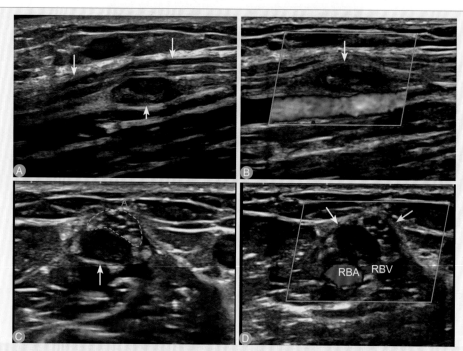

A.右上臂正中神经长轴切面，于正中神经（长箭）深面探及一不规则实性偏低回声（短箭），并向浅面挤压正中神经；B.CDE显示肱动脉内彩色血流充盈良好，实性偏低回声（白箭）与肱动脉前壁关系密切，内未见明显血流信号；C.右上臂正中神经短轴切面，显示实性偏低回声（白箭）紧邻并向浅方挤压正中神经（包络区）；D.与图C同一切面，CDFI显示肱动脉、肱静脉充盈良好，实性偏低回声（白箭）位于肱动脉和正中神经（黄箭）之间。RBA：右肱动脉；RBV：右肱静脉。

图2-1-64　右上臂穿刺区血肿卡压正中神经

病例3：正中神经外膜局限性增厚致神经缩窄

患者，男性，70岁，以"左手桡侧三个半手指麻木1月余"就诊，神经电生理检查提示：左侧正中神经严重损害。临床拟诊"腕管综合征"。相关超声表现见图2-1-65。

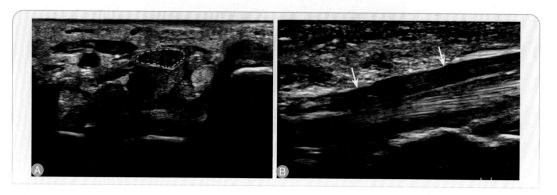

第二章 周围神经常见病变超声诊断及典型病例图解

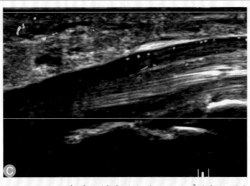

A.左腕管近端正中神经短轴切面，显示正中神经横截面积为0.10 cm^2（包络区）；B.腕部正中神经（白箭）长轴切面，显示正中神经未见明显卡压征象；C.SMI显示正中神经内血流信号稍增多。

图2-1-65　左腕管内正中神经稍增粗、血流信号稍增多

　　因该患者腕部正中神经超声所见与腕管综合征表现不符，进一步查体发现该患者同时有左手掌桡侧半麻木症状，说明合并有正中神经掌皮支的异常，提示卡压部位在腕管以上、肘部以下范围。遂沿正中神经向近心端追踪扫查，相关超声表现见图 2-1-66。

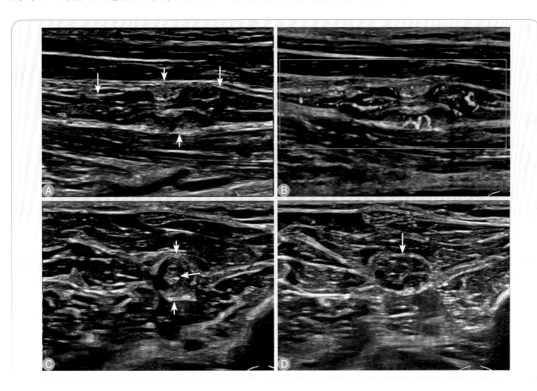

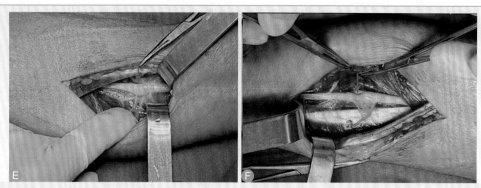

A.左前臂旋前方肌以近处正中神经长轴切面，见神经局限性增粗（长箭），局部神经外膜增厚、回声增强、向心性缩窄（短箭），中心部位神经束受压走行扭曲；B.SMI：增粗的神经内探及较丰富血流信号；C.正中神经短轴切面，见局部神经外膜向心性肥厚（短箭），中心部位可见受压变细的神经束（长箭）；D.缩窄近端横切面，见正中神经（白箭）增粗，其内神经束不均匀增粗；E.术中照片，显示局部增粗的正中神经（蓝箭）；F.剥离向心性肥厚的神经外膜后，见局部受压变细的神经束（蓝箭）。

图2-1-66　左前臂正中神经外膜局限性增厚致神经缩窄

病例4：血管平滑肌瘤卡压尺神经

患者，男性，38岁，发现右前臂皮下结节半年余，右手尺侧偶感放射性麻木。相关超声检查见图2-1-67。

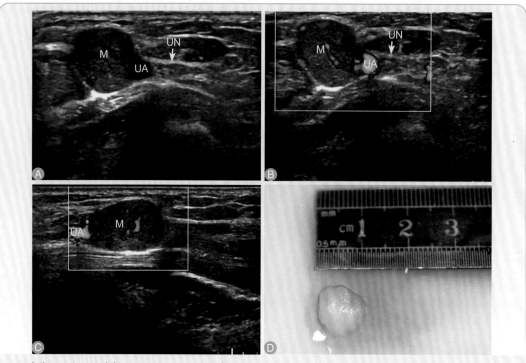

A.右前臂远端皮下结节部位纵切面，于尺动脉旁可探及一不规则实性偏低回声肿物，边界清晰，内回声欠均，尺神经位于尺动脉尺侧；B.CDE：肿物中央可探及一支动脉血管穿行；C.CDE：横切面肿物内可探及较丰富血流信号；D.手术切除的肿物大体，术后病理提示为血管平滑肌瘤。UA：尺动脉；UN：尺神经；M：肿物。

图2-1-67　右前臂皮下血管平滑肌瘤卡压尺神经

相关知识点：血管平滑肌瘤是一种良性肿瘤，通常发生在皮下组织或真皮深层，其特征是肿瘤内含有血管和成熟的平滑肌组织。该肿瘤的症状之一是疼痛，这种疼痛可能是由于肿瘤内平滑肌束在血管周围分布或穿插于血管之间。并非所有的血管平滑肌瘤都会伴有疼痛，有些可能无症状，而是因其他原因被偶然发现。本例患者就是因尺神经刺激症状而就诊，并无疼痛症状。

病例5：肘关节结核致桡神经深支卡压

患者，男性，58岁，左肘关节不明原因肿胀、疼痛半年余，1个月前出现左手伸指功能障碍。相关超声检查见图2-1-68。

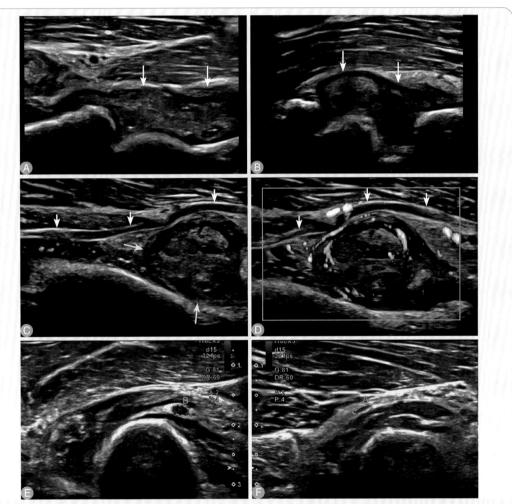

A.左肘肱桡关节纵切面，桡窝内探及大量团状不均质偏低回声（白箭）；B.左肘肱尺关节纵切面，冠突窝内探及大量团状不均质偏低回声（白箭）；C.左肘前方桡神经深支长轴切面，见桡窝内实性偏低回声（黄箭）向浅面挤压桡神经深支，桡神经深支在旋后肌近端及旋后肌内均肿胀增粗（白箭）；D.SMI：桡窝内实性偏低回声周边探及丰富血流信号；E.左旋后肌内桡神经深支短轴切面，显示桡神经深支增粗，横截面积增大约0.04 cm²（包络区B）；F.右旋后肌内桡神经深支正常对照，神经横截面积约0.01 cm²（包络区A）。

图2-1-68　左肘关节结核致桡神经深支卡压

注：该患者于外院手术治疗，病理结果提示结核。

第二节　创伤性周围神经损伤

一、神经完全断裂

【超声表现】

可见神经外膜和（或）神经束回声连续性中断，早期断端处可见无回声或混合回声的血肿，后期可见创伤性神经瘤形成。神经断端可完全分离，也可通过创伤性神经瘤或瘢痕组织相连。

【典型病例】

病例1：臂丛神经根性撕脱伤

患者，男性，16岁，3个月前骑摩托车摔伤致右上肢感觉、运动障碍。相关超声检查见图2-2-1。

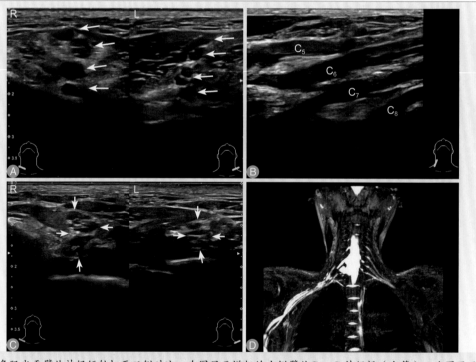

A.斜角肌水平臂丛神经短轴切面双侧对比：左图显示增粗的右侧臂丛$C_5 \sim C_8$神经根（白箭），右图显示正常的左侧臂丛$C_5 \sim C_8$神经根（白箭）；B.右侧椎旁臂丛$C_5 \sim C_8$神经根长轴切面，显示$C_5 \sim C_8$神经根增粗，其中C_6、C_7近端膨大，呈低至无回声，其内未见神经束结构，膨大处以远可探及神经束回声，C_5、C_8内径稍增粗，内可探及神经束回声；C.锁骨上窝水平臂丛神经短轴切面双侧对比：左图显示增粗的右侧臂丛神经（白箭），其内部分神经束明显增粗，右图显示正常的左侧臂丛神经（白箭）；D.MRN成像显示右侧臂丛神经损伤并C_6及C_7节前损伤、撕脱性假囊肿形成。

图2-2-1　右臂丛神经损伤并C_6、C_7根性撕脱

第二章　周围神经常见病变超声诊断及典型病例图解

病例2：尺神经完全断裂并断端瘢痕形成

患者，男性，51岁，右前臂玻璃割伤1月余。右手分、并指功能受限，右手尺侧半及尺侧一个半手指感觉障碍。相关超声检查见图2-2-2。

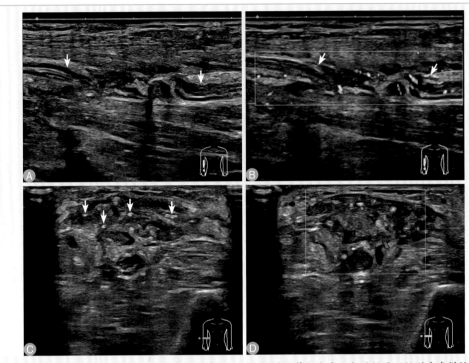

A.右前臂尺神经长轴切面，显示尺神经连续性中断，两断端（白箭）分离，断端间见不规则瘢痕样低回声；B.SMI：神经断端（白箭）及瘢痕组织内均可探及丰富血流信号；C.尺神经断端短轴切面，显示杂乱的瘢痕及周围软组织内多发点状强回声（白箭），结合病史考虑为玻璃异物；D.CDE：瘢痕及周围软组织内可探及少量血流信号。

图2-2-2　右前臂尺神经完全断裂并断端瘢痕形成

病例3：尺神经完全断裂并创伤性神经瘤

患者，男性，57岁，9个月前高空坠落致全身多发骨折、左尺神经损伤等。经数次手术治疗后全身情况明显好转，但左手尺侧一个半手指麻木并屈曲畸形，分、并指功能障碍无改善。相关超声检查见图2-2-3。

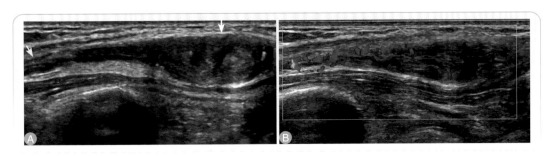

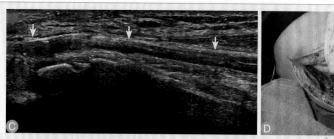
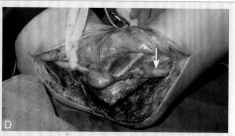

A.左肘管近端尺神经（黄箭）增粗，其内神经束显示欠清，神经局部膨大呈瘤样改变（白箭）；B.CDFI：神经瘤近端增粗的神经内可探及丰富血流信号；C.神经瘤远端神经（黄箭）不均匀增粗；D.术中照片，见创伤性神经瘤（蓝箭）和远端增粗的尺神经（白箭）之间仅以部分残留的神经外膜相连。

图2-2-3　左肘部尺神经完全断裂并创伤性神经瘤

病例4：尺神经完全断裂并创伤性神经瘤

患者，男性，32岁，5个月前右前臂被机器绞伤，曾于当地急诊手术治疗（具体不详）。术后至今右手尺侧半及尺侧一个半手指麻木，屈曲畸形，分、并指功能障碍。相关超声检查见图2-2-4。

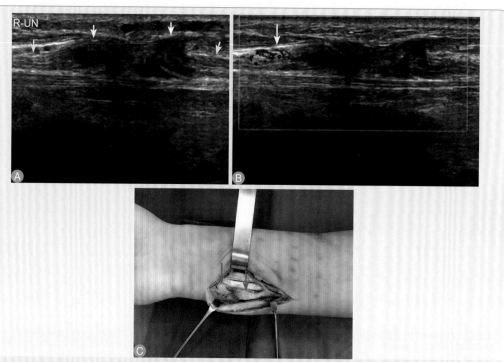

A.右前臂远端尺神经长轴切面，见尺神经（黄箭）连续性中断，两断端呈瘤样膨大（白箭），瘤体间可见不规则瘢痕样低回声；B.CDE：神经远端断端（白箭）内探及增多的血流信号；C.术中照片，见尺神经断裂，两断端各见一颜色灰白、质地较硬的神经瘤（蓝箭）。R-UN：右尺神经。

图2-2-4　右前臂尺神经完全断裂并创伤性神经瘤

病例5：正中神经完全断裂并创伤性神经瘤

患者，男性，51岁，以"左腕部开放性骨折术后遗留正中神经断裂未处理4个月"就诊。相关超声检查见图2-2-5。

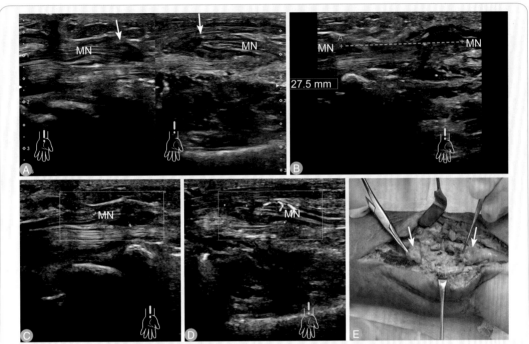

A.左腕部纵切面，见正中神经连续性中断，左图为远端断端及低回声的残端神经瘤（白箭），右图为近端断端及低回声的残端神经瘤（白箭）；B.神经两断端距离约27.5 mm（标尺），断端间见低回声瘢痕组织相连；C.SMI：神经远端断端及神经瘤内可探及少量血流信号；D.SMI：神经近端断端及神经瘤内可探及较丰富血流信号；E.术中照片，正中神经两断端各见一个膨大的创伤性神经瘤（白箭）。MN：正中神经。

图2-2-5　左腕部正中神经完全断裂并创伤性神经瘤

病例6：腓总神经完全断裂

患者，男性，21岁，7个月前不慎摔伤致右膝关节脱位并右胫骨平台骨折，在当地行手术切开复位内固定治疗，后一直感觉右足背麻木并右踝、右足背伸功能障碍。相关超声检查见图2-2-6和视频2-2-1。

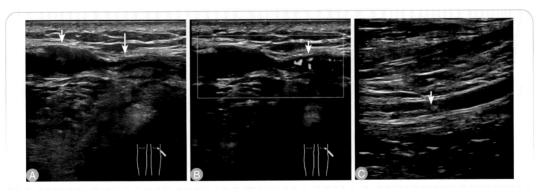

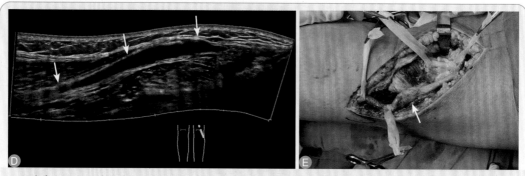

A.右腓骨小头水平腓总神经长轴切面,见腓总神经鞘内神经纤维束连续性中断(长白箭),断端处神经干呈瘤样膨大,内呈瘢痕样低回声(短白箭);B.SMI:腓总神经远端断端神经内可探及较丰富血流信号(白箭);C.于腘窝横纹以上腓总神经鞘内可探及近端断端神经束(白箭);D.腓总神经宽景成像,显示腓总神经节段性增粗,神经鞘膜连续完整,鞘内局部呈瘢痕样低回声(白箭),未探及神经纤维束;E.术中照片,显示腓总神经自腓骨小头至腘窝以上近坐骨神经分叉处长约10 cm的神经干增粗、变硬(白箭),切开后其内为瘢痕组织,未见神经纤维束结构。

图2-2-6　右腓总神经完全断裂

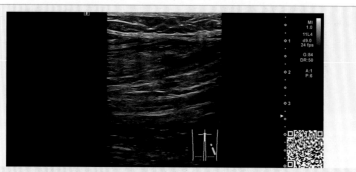

视频2-2-1　腓总神经长轴切面自腘窝上方至腓骨小头连续扫查,见腓总神经束较长节段连续性中断,断端间神经鞘内呈瘢痕样低回声,局部神经干不均匀增粗

病例7:正中神经完全断裂并创伤性神经瘤

患者,男性,49岁,1个月前右腕部被玻璃划伤致出血、疼痛、活动受限,于当地医院行清创缝合术,术后感右手桡侧三个半手指麻木伴拇指末节屈曲受限,右手不能拿细小物品。神经电生理检查提示:右正中神经伤部以下段完全损伤。相关超声检查见图2-2-7。

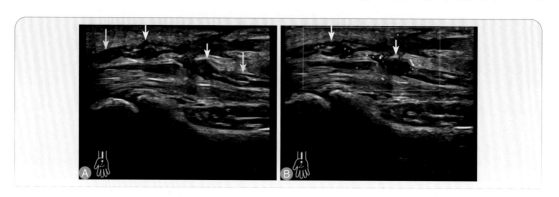

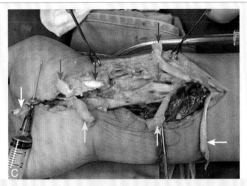

A.右腕部纵切面，显示正中神经（黄箭）连续性中断，两断端各见一膨大的瘤样低回声（白箭）；B.SMI：两断端神经瘤（白箭）内可探及少量血流信号；C.术中照片，显示断裂的正中神经及两断端神经瘤（黄箭），另可见断裂的拇长屈肌腱（蓝箭）、桡侧腕屈肌腱（红箭）及掌长肌腱（白箭）。

图2-2-7　右腕部正中神经完全断裂并创伤性神经瘤

病例8：正中神经完全断裂（陈旧性）并创伤性神经瘤

患者，女性，53岁，32年前左腕部被玻璃割伤，伤后左手拇指活动受限并桡侧三个半手指感觉丧失至今。相关超声检查见图2-2-8和视频2-2-2。

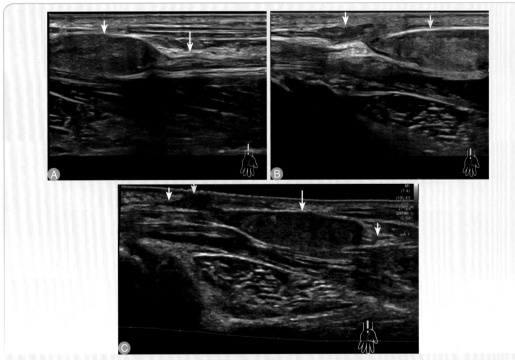

A.左腕部正中神经长轴切面，显示神经（长白箭）连续性中断，近端断端见一较大的瘤样结构（短白箭），内呈实性不均质偏低回声；B.探头向远端扫查，正中神经远端断端见一较小的不规则瘤样结构（白箭），与近端神经瘤（黄箭）不连续；C.宽景成像显示正中神经（短白箭）局部连续性中断，近端神经瘤（长白箭）与远端神经瘤（黄箭）不在同一水平。

图2-2-8　左腕部正中神经完全断裂（陈旧性）并创伤性神经瘤

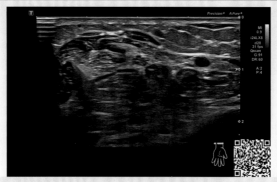

视频2-2-2 自前臂下段至腕横纹处正中神经短轴切面连续扫查，见正中神经"筛网状"结构于旋前方肌水平连续性中断，近端断端可见一膨大的低回声神经瘤，远端断端可见一较小的神经瘤，两神经瘤不连续

病例9：坐骨神经断裂术后创伤性神经瘤形成

患者，男性，70岁，20年前因刀割伤致右坐骨神经断裂，曾行手术治疗（具体不详），术后仍感右踝背屈、跖屈无力，近2年来出现右小腿至足趾胀痛、麻木，加重半年。相关超声检查见图2-2-9和视频2-2-3。

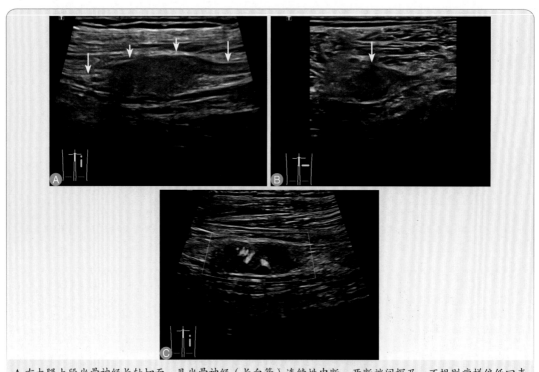

A.右大腿上段坐骨神经长轴切面，见坐骨神经（长白箭）连续性中断，两断端间探及一不规则瘤样偏低回声（短白箭）；B.短轴切面，于瘤体（白箭）内未见明显神经束结构；C.CDFI于瘤体内可探及部分血流信号。

图2-2-9 右坐骨神经断裂术后创伤性神经瘤形成

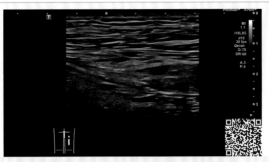

视频2-2-3　坐骨神经长轴切面连续扫查，见局部神经束连续性中断，断端间可见一不规则形低回声神经瘤

二、神经不全断裂

【超声表现】

可见神经外膜或部分神经束连续性中断，局部和周围可见混杂的血肿回声或低回声瘢痕组织，部分患者可合并创伤性神经瘤。

【典型病例】

病例1：正中神经不全断裂并创伤性神经瘤

患者，男性，51岁，右前臂被玻璃割伤1月余，右手桡侧三个半手指麻木且拇对掌功能受限。相关超声检查见图2-2-10和视频2-2-4。

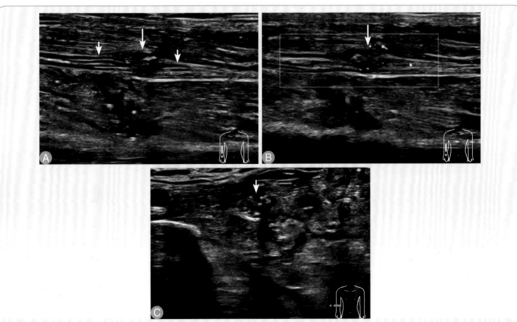

A.右前臂伤部正中神经（短白箭）长轴切面，见部分神经束连续性中断，局部呈一不均质低回声瘤样结构（长白箭），内探及一短棒状异物高回声（标尺）；B.SMI：神经瘤（白箭）内探及少量血流信号；C.短轴切面，显示神经瘤（白箭）内多个点状异物高回声。

图2-2-10　右前臂正中神经不全断裂并创伤性神经瘤（一）

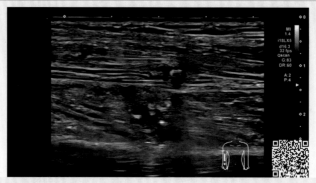

视频2-2-4　伤部正中神经长轴扫查，见部分神经束连续性中断，断端间探及一不规则瘤样偏低回声，内见一短棒状异物高回声

病例2：正中神经不全断裂并创伤性神经瘤

患者，男性，33岁，1年半前右前臂被玻璃割伤，于当地行急诊手术（具体不详），术后至今感右手拇指、中指、示指麻木并活动受限。相关超声检查见图2-2-11。

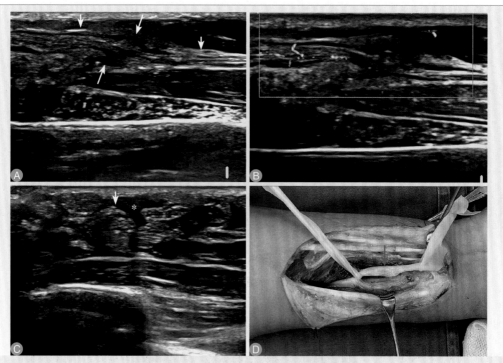

A.右前臂远端刀口处正中神经长轴切面，显示正中神经（短箭）内部分神经束连续性中断，断端处探及不规则瘢痕样低回声（长箭），局部呈瘤样改变；B.SMI：神经瘤远端神经内可探及较丰富血流信号；C.伤部正中神经短轴切面，残存神经束（白箭）周围可见不规则低回声瘢痕组织（*）包绕；D.术中照片，见正中神经局部增粗呈瘤样改变，触之僵硬（蓝箭）。

图2-2-11　右前臂正中神经不全断裂并创伤性神经瘤（二）

病例 3：坐骨神经不全断裂

患者，男性，58 岁，2 个月前摔倒致右大腿后方肿胀、疼痛，屈膝障碍，右足底麻木并右足跖屈功能障碍。神经电生理检查提示：右坐骨神经严重损害，累及胫神经支配肌。相关超声检查见图 2-2-12。

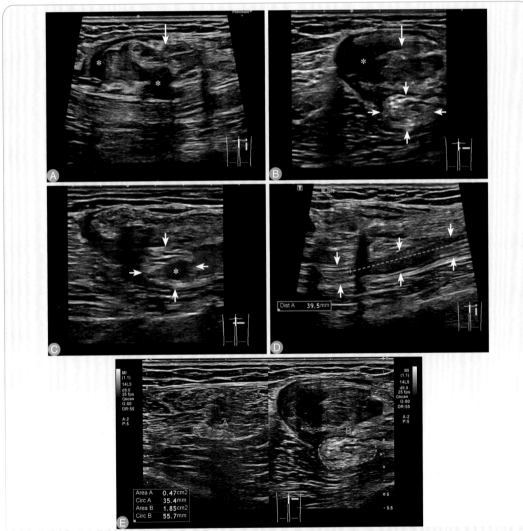

A.右大腿上段股二头肌长轴切面，见股二头肌断裂，远侧断端肌束回缩（白箭），周围探及低至无回声血肿（*）；B.短轴切面可见低至无回声血肿（*）部分包绕肌束断端（长白箭）及深面坐骨神经（短白箭）；C.图B切面稍向下移动探头，见局部坐骨神经（白箭）内低至无回声血肿（*）；D.右大腿上段坐骨神经（白箭）长轴切面，见神经鞘内部分神经束连续性中断，断端距离约39.5 mm（标尺）；E.大腿上段坐骨神经短轴切面双侧对比：左图显示左侧正常的坐骨神经，横截面积约0.47 cm²（包络区A），右图显示右侧明显增粗的坐骨神经，横截面积约1.85 cm²（包络区B）。

图2-2-12　右大腿段坐骨神经不全断裂

三、其他类型的神经损伤

【典型病例】

病例 1：摔倒致臂丛神经损伤

患者，男性，41岁，1个月前洗澡时晕厥摔倒，以"脑卒中"在当地住院治疗1周（具体不详），现以"右侧肢体无力，抬肩、屈肘功能障碍"就诊。相关超声检查见图2-2-13。

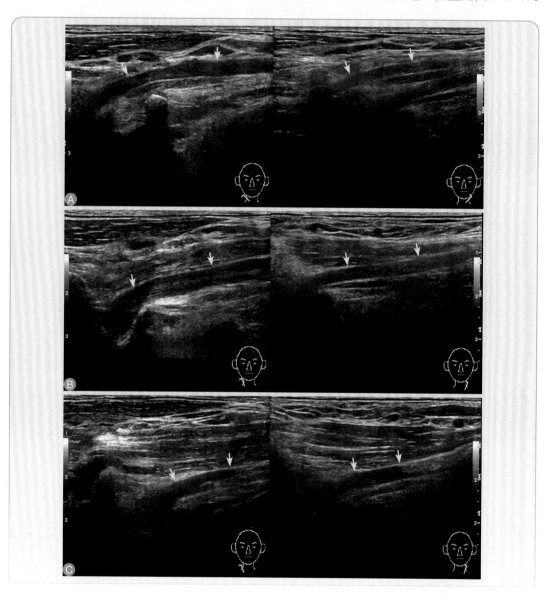

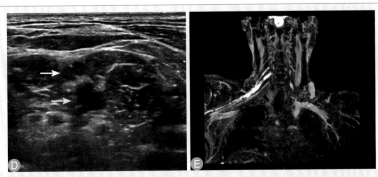

A.椎旁C₅神经根长轴切面双侧对比：左图为右侧不均匀增粗的C₅神经根（黄箭），右图为左侧正常的C₅神经根（黄箭）；B.椎旁C₆神经根长轴切面双侧对比：左图为右侧明显增粗的C₆神经根（黄箭），右图为左侧正常的C₆神经根（黄箭）；C.椎旁C₇神经根长轴切面双侧对比：左图为右侧稍增粗的C₇神经根（黄箭），右图为左侧正常的C₇神经根（黄箭）；D.右斜角肌水平臂丛神经短轴切面，显示增粗的C₅神经根（白箭）、C₆神经根（黄箭）及稍增粗的C₇神经根（红箭）；E.臂丛MRN成像：右臂丛C₅、C₆、C₇神经根及上干较对侧明显增粗（以C₆神经根及上干为著），提示右臂丛神经损伤。

图2-2-13　右臂丛C₅、C₆、C₇神经根及上干损伤

病例2：上肢受压致桡神经麻痹

患者，男性，45岁，醉酒后头枕右上肢熟睡一夜，醒来后出现右腕及右手指背伸无力3天。相关超声检查见图2-2-14。

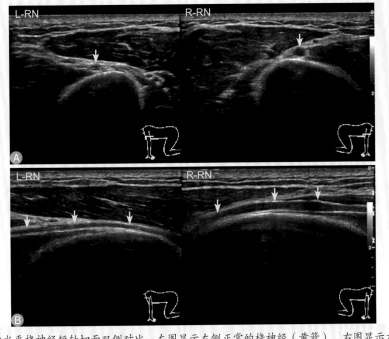

A.上臂螺旋沟水平桡神经短轴切面双侧对比：左图显示左侧正常的桡神经（黄箭），右图显示右侧增粗的桡神经（黄箭）；B.螺旋沟水平桡神经长轴切面双侧对比：左图显示左侧正常的桡神经（黄箭），右图显示右侧桡神经不均匀增粗，回声减低（黄箭）。L-RN：左桡神经；R-RN：右桡神经。

图2-2-14　右上臂螺旋沟水平桡神经增粗

病例3：重物挤压致腓总神经损伤

患者，男性，54岁，2个月前被铁块挤伤右膝关节，于当地行保守治疗。后发现右踝关节及足趾背伸功能障碍、右足趾背侧麻木来诊。神经电生理检查提示：右腓总神经伤部以下段损伤（累及腓深神经完全，累及腓浅神经部分）。相关超声检查见图2-2-15和视频2-2-5。

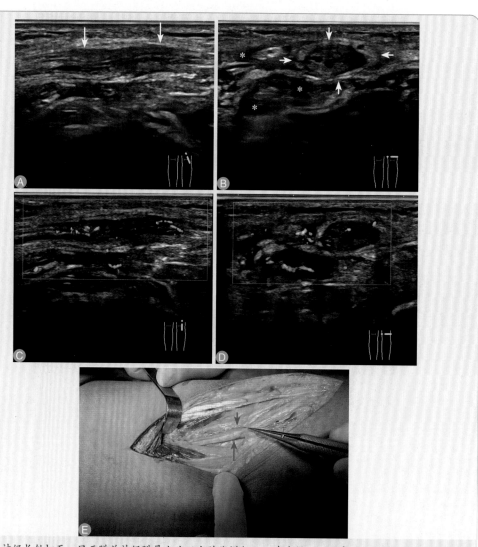

A.右腓总神经长轴切面，显示腓总神经腓骨小头以上肿胀增粗，回声减低，以腘窝段明显（白箭），内神经束显示模糊；B.腘窝水平腓总神经短轴切面，见神经外膜明显增厚（白箭），部分神经明显增粗，偏外侧神经束显示模糊。神经周围肌肉组织回声紊乱，内探及大量瘢痕样低回声（*）；C.SMI：长轴切面显示增粗的腓总神经内探及丰富血流信号；D.SMI：短轴切面显示增粗的腓总神经及周围瘢痕组织内均可探及增多的血流信号；E.术中照片，见腓总神经局部增粗（长箭），外侧部分神经束颜色改变（短箭）。

图2-2-15 右腘窝水平腓总神经挤压伤

手术记录：腓总神经在膝关节后方腘窝横纹上约3 cm处（原外伤对应处）见压伤切迹，该处神经外膜增生粘连。切开病变处神经外膜后，见腓总神经外侧纤维束变性坏死，局部增生粘连，内侧神经纤维束尚完好。

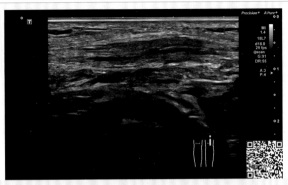

視频2-2-5 长轴切面连续扫查见腓总神经局部肿胀增粗、回声减低，SMI探及丰富血流信号

病例4：重物挤压致尺神经损伤

患者，男性，47岁，2月余前被车斗压伤左前臂中段，致局部软组织肿胀疼痛、左手尺侧及尺侧一个半手指麻木，后左手逐渐出现"爪形手"畸形。神经电生理检查提示：左侧尺神经前臂伤部以下段严重损伤。相关超声检查见图2-2-16。

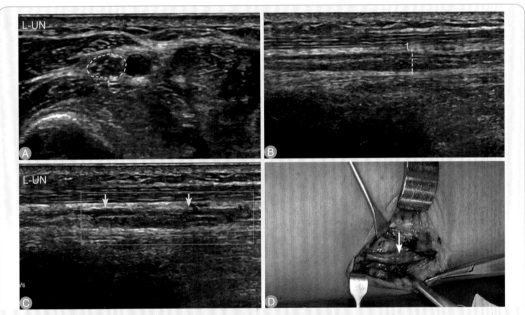

A.左前臂中段尺神经短轴切面，见尺神经肿胀增粗，内"筛网状"结构显示尚清（包络区）；B.尺神经长轴切面，见神经肿胀增粗（标尺）；C.CDFI：增粗的尺神经内可探及较丰富血流信号（黄箭）；D.术中照片，见尺神经肿胀增粗（白箭）。L-UN：左尺神经。

图2-2-16 左前臂尺神经挤压伤

105

病例 5：运动相关的坐骨神经损伤

患儿，男性，13 岁，20 余天前跑步时跌倒致左下肢及臀部疼痛，休息数天后左下肢症状缓解，臀部仍疼痛明显，且坐位超过半小时后疼痛加重，平卧位休息后可缓解。相关超声检查见图 2-2-17。

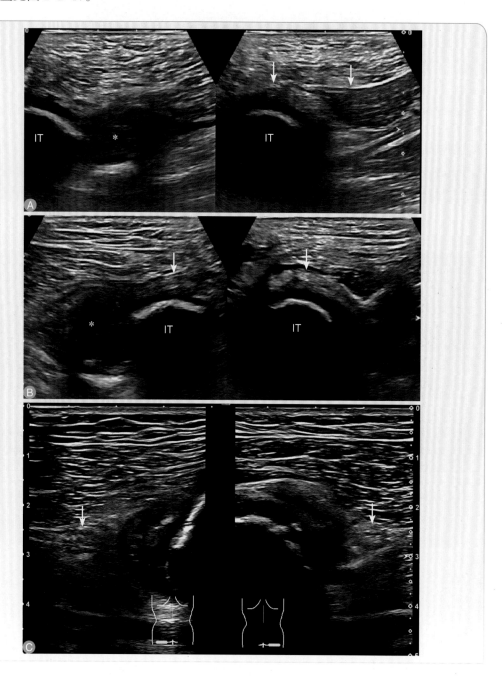

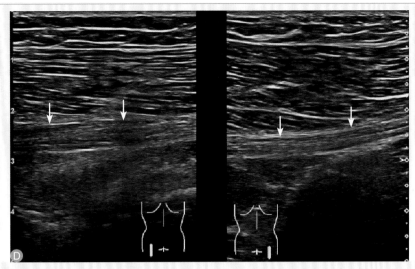

A.腘绳肌肌腱坐骨结节附着端长轴切面双侧对比：左图显示左侧腘绳肌肌腱坐骨结节（IT）附着端"鸟嘴样"结构消失，局部可见低至无回声（*），右图显示右侧正常的腘绳肌肌腱（白箭）附着于坐骨结节；
B.腘绳肌肌腱坐骨结节附着端短轴切面双侧对比：左图显示左侧腘绳肌肌腱坐骨结节附着端较对侧变薄，回声不均匀减低（白箭），偏外侧见低至无回声（*），右图显示右侧正常的腘绳肌肌腱附着端（白箭）；
C.坐骨结节水平坐骨神经短轴切面双侧对比：左图显示左侧增粗的坐骨神经（白箭），右图显示右侧正常的坐骨神经（白箭）；D.股方肌水平坐骨神经长轴切面双侧对比：左图显示左侧坐骨神经增粗、回声减低（白箭），右图显示右侧正常的坐骨神经（白箭）。

图2-2-17　左臀部坐骨神经损伤并腘绳肌肌腱撕裂、血肿形成

病例6：骨折碎片伤及尺神经

患者，男性，61岁，5年前因外伤致左尺骨近端开放性粉碎性骨折并神经损伤，于当地接受手术治疗（具体不详），术后至今左手小鱼际及尺侧一个半手指感觉麻木，小指屈伸功能障碍。相关超声检查见图 2-2-18。

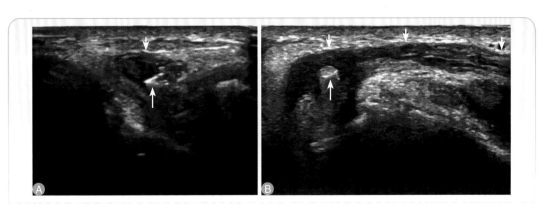

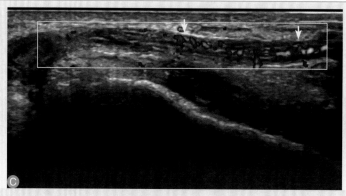

A.左肘管处尺神经短轴（短箭）切面，见神经外膜及神经内"筛网状"结构均显示不清，神经内可探及一个三角形碎骨片强回声（长箭）；B.尺神经长轴切面，见神经内骨片强回声（长箭），伤部及以远段神经肿胀增粗，回声减低（短箭）；C.CDE：伤部以远神经（白箭）内可探及丰富血流信号。

图2-2-18　左尺骨骨折碎片伤及尺神经

病例7：骨折碎片伤及坐骨神经

患者，男性，27岁，骨盆骨折后出现右踝及右足趾背伸功能障碍，右踝跖屈功能轻度受限，术后1个月未见明显改善。神经电生理检查提示：右坐骨神经损伤（累及腓总神经完全，累及胫神经部分）。相关超声检查见图2-2-19。

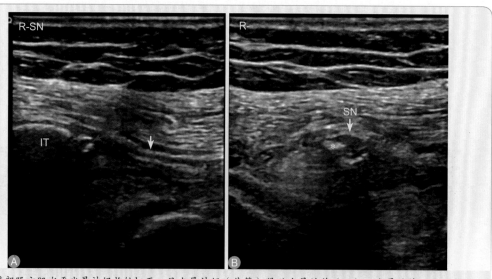

A.右臀部股方肌水平坐骨神经长轴切面，见坐骨神经（黄箭）紧贴坐骨结节（IT），坐骨结节下端两个强回声骨折碎片（红箭）与坐骨神经关系密切，局部神经结构显示模糊，回声减低；B.坐骨神经（SN）短轴切面，可见其一骨折碎片（*）部分位于神经内。R-SN：右坐骨神经。

图2-2-19　右坐骨骨折碎片伤及坐骨神经

注：该患者行二次手术探查坐骨神经，术中证实为两个骨折碎片嵌入坐骨神经内。

病例8：骨折并发的尺神经损伤

患儿，男性，10岁，右孟氏骨折术后11月余，右手骨间肌萎缩、小指屈曲畸形并小指、环指尺侧半感觉异常。神经电生理检查提示：右尺神经前臂伤部以下段严重损害。相关超声检查见图2-2-20。

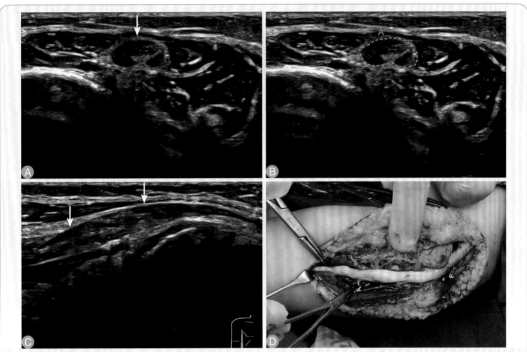

A.右前臂近端尺神经短轴（白箭）切面，神经内回声不均，"筛网状"结构消失；B.尺神经明显增粗，横截面积为0.23 cm²（包络区）；C.尺神经长轴切面，见尺神经不均匀增粗（白箭），神经束结构显示不清，神经束膜不均匀增厚、回声增强；D.术中照片，见不均匀增粗的尺神经，外观苍白，触之僵硬（蓝箭），切开后为瘢痕组织。

图2-2-20　骨折并发尺神经损伤后神经内瘢痕形成

病例9：骨折并发的腓总神经损伤

患者，男性，20岁，3月余前因外伤致左腓骨小头骨折并腓总神经损伤，保守治疗后较前改善，现以"左踝及左足趾背伸力弱"就诊。相关超声检查见图2-2-21。

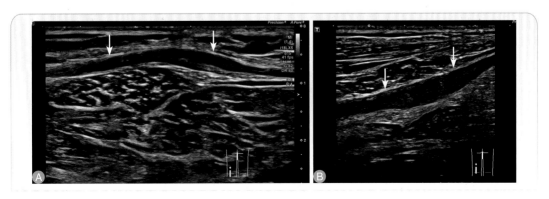

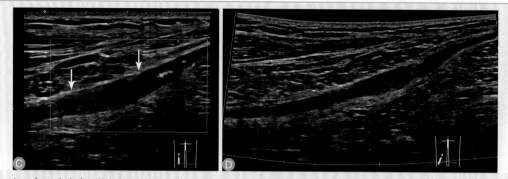

A.左腘窝处腓总神经长轴切面，显示神经不均匀增粗（白箭），其内神经束显示欠清；B.左腘窝上方腓总神经长轴切面，显示神经局限性增粗，内呈瘢痕样低回声（白箭），未见明显神经束结构；C.SMI：腘窝上方腓总神经（白箭）内探及少量血流信号；D.左侧腓总神经长轴切面宽景成像，显示神经干局限性增粗，神经外膜回声增强，内神经束显示不清。

图2-2-21　骨折并发腓总神经损伤后神经内瘢痕形成

第三节　医源性周围神经损伤

一、手术相关的神经损伤

常见原因有术中切割、牵拉，术后石膏卡压、内固定卡压、缝线致伤、穿针致伤及瘢痕卡压等。

【典型病例】

病例1：肱骨髁上骨折闭合复位穿针内固定术后尺神经损伤

患儿，男性，13岁，5个月前因右肱骨髁上骨折行闭合复位穿针内固定术，术后出现右手尺侧半及尺侧一个半手指麻木并屈曲畸形，保守治疗数月无改善。相关超声检查见图2-3-1。

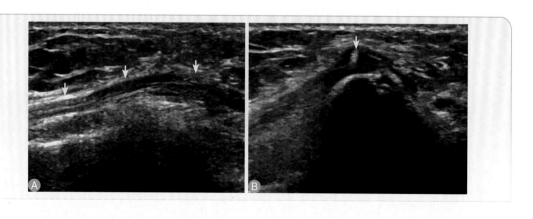

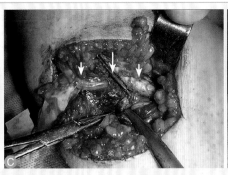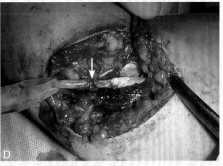

A.右肘部尺神经长轴切面，见尺神经局部肿胀增粗（黄箭），部分神经束显示模糊；B.短轴切面，增粗的尺神经内探及一强回声后伴"彗星尾"征（黄箭）；C.术中照片，见克氏针（长箭）直接卡压尺神经（短箭）；D.拔除克氏针后，尺神经上见一较深压痕（白箭），压痕处部分神经束断裂。

图2-3-1 右肱骨髁上骨折闭合复位穿针固定后尺神经损伤

病例2：桡骨头骨折闭合复位穿针外固定后桡神经深支损伤

患者，男性，34岁，因右桡骨头骨折行闭合撬拨复位穿针固定术，术后出现右手指背伸功能障碍1天。相关超声检查见图2-3-2和视频2-3-1。

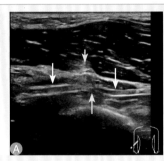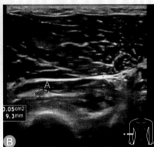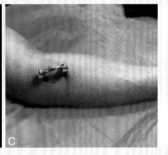

A.右侧旋后肌水平桡神经深支长轴切面，见神经增粗（白箭），在旋后肌中段神经结构显示欠清（长黄箭），局部肌纹理模糊、回声增强（短黄箭）；B.旋后肌内桡神经深支短轴切面，显示增粗的神经横截面积约0.05 cm²（包络区）；C.术后外观照片，显示骨折闭合复位后外固定之克氏针位置为旋后肌部位。

图2-3-2 右桡骨头骨折闭合复位穿针固定致桡神经深支损伤

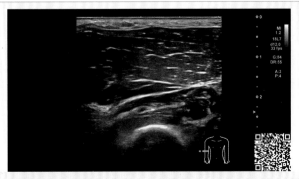

视频2-3-1 右旋后肌水平横切面连续扫查，见一模糊的强回声针道影穿过浅面肱桡肌及深面旋后肌，并贯穿桡神经深支至肱骨，局部桡神经深支显示不清

根据该患者超声表现，结合临床症状、体征，超声提示：克氏针损伤桡神经深支可能性大。临床医师遂拔除克氏针，拔针 5 天后再次复查超声，见图 2-3-3 和视频 2-3-2。

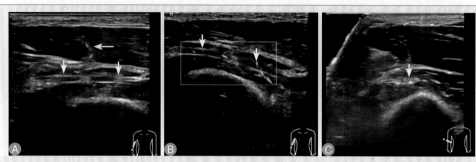

A.右侧旋后肌水平桡神经深支长轴切面，见桡神经仍增粗（白箭），局部肌肉至神经内探及一由浅至深的针道强回声（黄箭）；B. SMI：增粗的神经（白箭）内探及增多的血流信号；C. 针道部位桡神经短轴切面，显示桡神经深支结构模糊、回声增强（白箭）。

图2-3-3　克氏针拔除5天后桡神经深支声像图

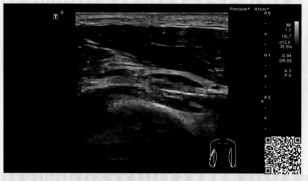

视频2-3-2　右旋后肌水平桡神经深支长轴切面连续扫查，局部肌肉至神经内可见一由浅入深的针道强回声，神经肿胀增粗，血流信号增多

病例 3：网球肘术后桡神经深支断裂

患者，女性，41 岁，1 个月前因右侧伸肌总腱腱病（网球肘）行手术治疗，术后即出现右手指背伸功能障碍。相关超声检查见图 2-3-4。

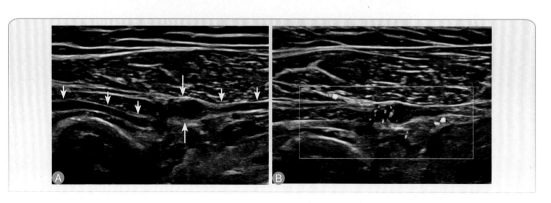

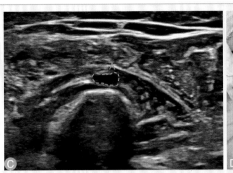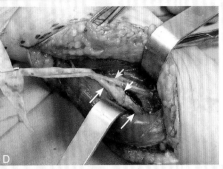

A.右肘部桡神经深支长轴切面，显示神经（短箭）于旋后肌入口处连续性中断，两断端间见一形态不规则的低回声瘤样结构（长箭）；B.SMI：瘤内探及较丰富血流信号；C.旋后肌内桡神经深支短轴切面，显示神经增粗，横截面积为0.08 cm²（包络区）；D.术中照片，显示增粗的桡神经深支（长白箭）及创伤性神经瘤（短白箭）（黄箭为桡神经浅支）。

图2-3-4 右桡神经深支断裂并创伤性神经瘤形成（一）

病例4：内固定取出术后桡神经深支断裂

患者，女性，30岁，2年前因右桡、尺骨骨折行骨折复位钢板内固定术。3个月前行内固定取出术，术后出现右腕及右手指背伸功能障碍。神经电生理检查提示：右侧桡神经伤部以下运动支严重损害。相关超声检查见图2-3-5。

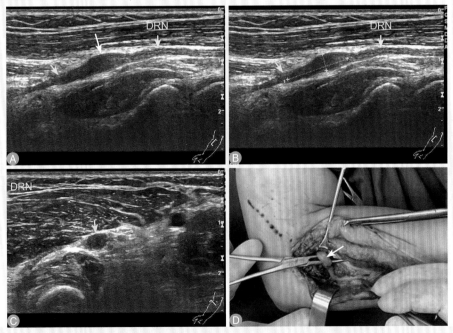

A.右肘部桡神经深支（黄箭）长轴切面，见局部神经束连续性中断，断端神经干肿胀增粗，呈瘤样改变（白箭）；B.长轴切面测量神经瘤大小约1.3 cm×0.3 cm（标尺）；C.神经瘤横切面（黄箭），其内未见神经束结构；D.术中照片，显示肘部桡神经深支的创伤性神经瘤（白箭）。DRN：桡神经深支。

图2-3-5 右桡神经深支断裂并创伤性神经瘤形成（二）

病例5：股骨骨折术中骨钻致坐骨神经断裂

患儿，女性，8岁，右股骨骨折术中骨钻头不慎绞伤坐骨神经。相关超声检查见图2-3-6。

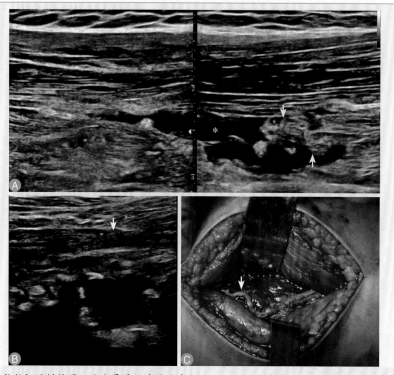

A.右大腿后方长轴切面拼接图，见坐骨神经连续性中断，远端断端（黄箭）位于大腿下段，呈"螺旋"状卷曲、回声增强，断端周围探及大量无回声血肿（*）；B.向上追踪扫查至臀横纹处，可见坐骨神经近端断端（白箭）；C.术中照片，显示卷曲回缩的坐骨神经远端断端（白箭）。

图2-3-6 右大腿段坐骨神经离断

病例6：内固定取出术后胫神经断裂

患者，女性，33岁，7年前行右胫骨远端内固定取出术，术后出现右足底麻木、疼痛，近2年来症状逐渐加重。相关超声检查见图2-3-7。

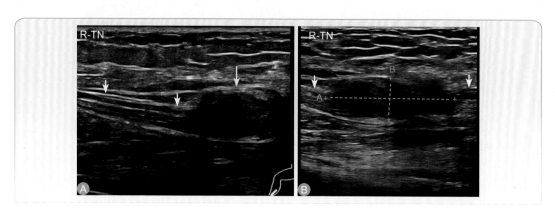

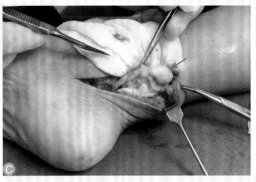

A.右侧内踝处胫神经长轴（白箭）切面，见神经连续性中断，断端间见一不规则低回声肿物（黄箭）；B.肿物（标尺）两端均可见与之相连的胫神经（白箭）；C.术中照片，显示胫神经（短箭）及其相连的神经瘤（长箭）。R-TN：右胫神经。

图2-3-7　右胫神经完全断裂并创伤性神经瘤形成

病例 7：胫骨平台骨折术后腓总神经损伤

患者，男性，20岁，半年前因左胫骨平台骨折行切开复位内固定术，术后出现左小腿外侧及足背皮肤感觉减退、左足背伸功能障碍，保守治疗数月无改善。相关超声检查见图 2-3-8。

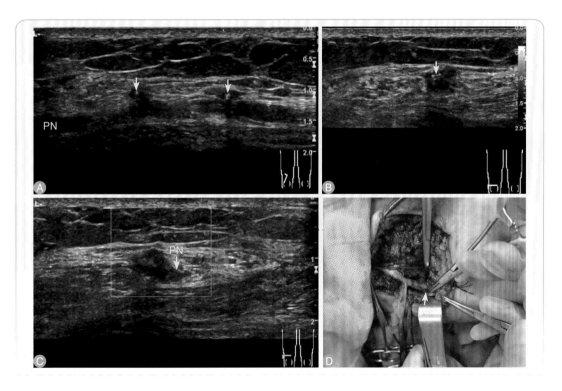

实用周围神经超声检查及典型病例图解

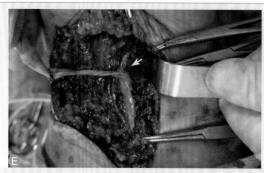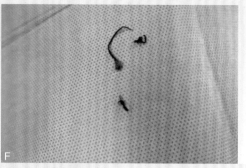

A.左腘窝段腓总神经长轴切面，见腓总神经增粗，神经旁探及数个较小的低回声结节，与神经外膜关系密切，结节内均可见一点状高回声（黄箭）；B.短轴切面，显示低回声结节内一短线样高回声（黄箭）；C.CDFI：结节内可探及少量血流信号；D、E.术中照片，见数个手术线结缝扎于腓总神经外膜上（黄箭）；F.手术取出的数个线结。PN：腓总神经。

图2-3-8　手术缝线致左腓总神经损伤

病例8：左髋关节置换术后坐骨神经损伤

患者，男性，67岁，3个月前因左股骨头坏死行左侧全髋关节置换术，术后感觉左小腿外侧麻木、左足背伸无力。神经电生理检查提示：左腓总神经臀部以下段严重损伤。相关超声检查见图2-3-9和视频2-3-3。

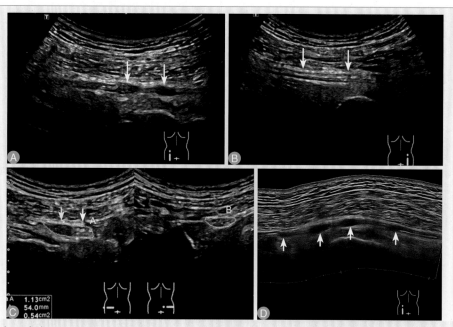

A.左臀部坐骨神经长轴切面，显示梨状肌出口以远坐骨神经呈"结节状"不均匀肿胀增粗、回声减低（白箭），部分神经束显示模糊，神经外膜明显增厚；B.右臀部对应部位坐骨神经长轴切面，显示正常的坐骨神经（白箭）；C.双臀部坐骨神经短轴切面对比：左图为左侧增粗的坐骨神经，横截面积约1.13 cm²（包络区A），偏外侧部分神经束回声明显减低（黄箭），偏内侧部分神经束回声正常（白箭），右图为右侧正常的坐骨神经，横截面积约0.54 cm²（包络区B）；D.左臀部坐骨神经宽景成像，显示自梨状肌出口至股方肌水平，坐骨神经呈"串珠状"不均匀增粗（白箭）。

图2-3-9　左侧全髋关节置换术后坐骨神经损伤

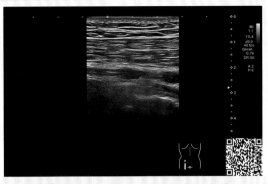

视频2-3-3　左臀部梨状肌出口坐骨神经长轴切面连续扫查，见神经呈"串珠状"不均匀肿胀增粗、回声减低

　　病例解析：该患者左臀部段坐骨神经不均匀增粗，横截面积增大，图 2-3-9C 显示偏外侧部分神经束回声明显减低，偏内侧部分神经束回声正常。该患者的神经电生理提示腓总神经臀部以下段严重损伤。说明该段坐骨神经内偏外侧部分为腓总神经功能束，偏内侧部分为胫神经功能束，这种解剖学上的功能区分布与文献结果一致。

二、康复治疗相关的神经损伤

【典型病例】

病例 1：康复治疗相关的腓总神经损伤

　　患者，女性，39 岁，右踝关节骨折术后 2 月余行康复治疗，右小腿上段推拿、按摩 1 周后出现右小腿前外侧及足背皮肤感觉减退、右踝关节背伸无力。相关超声检查见图 2-3-10。

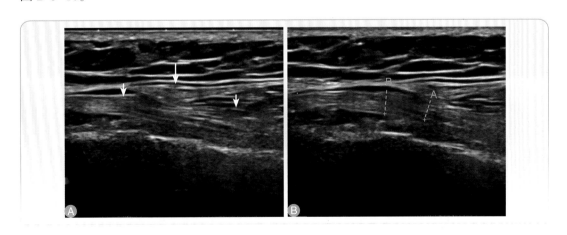

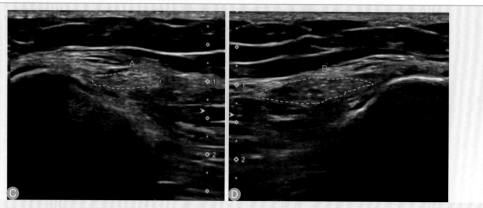

A.右腓管处腓总神经（短箭）长轴切面，见神经局部被浅面增厚的腱膜组织（长箭）卡压，致神经局部变细；B.卡压变细处腓总神经前后径约2.3 mm（标尺A），卡压近端前后径约3.2 mm（标尺B）；C.左侧腓管近端正常的腓总神经对照，横截面积约0.17 cm²（包络区A）；D.右侧腓管近端肿胀增粗的腓总神经，横截面积约0.33 cm²（包络区B）。

图2-3-10　康复治疗致右腓总神经损伤

病例2：康复治疗相关的前臂后皮神经损伤

患者，男性，48岁，半年前因右肱骨骨折行切开复位内固定术，术后骨折愈合良好。1个月前开始行功能锻炼及康复治疗，上肢推拿治疗1周后，患者出现右前臂后侧皮肤疼痛、麻木、感觉减退。相关超声检查见图2-3-11。

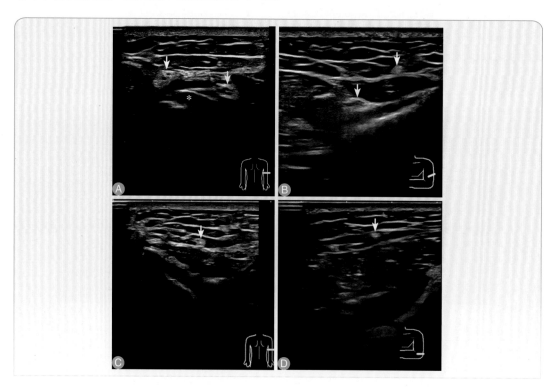

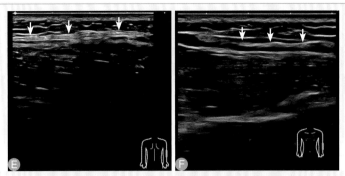

A.右上臂短轴切面，显示正常的桡神经（黄箭）及肿胀增粗的前臂后皮神经（白箭）；B.左侧对应部位显示正常的桡神经（黄箭）和前臂后皮神经（白箭）；C.右上臂远端前臂后皮神经短轴切面，显示神经增粗（白箭）；D.左上臂对应部位正常的前臂后皮神经短轴切面（白箭）；E.右上臂远端前臂后皮神经长轴切面，显示不均匀增粗的神经（白箭）；F.左上臂对应部位正常的前臂后皮神经长轴切面（白箭）。图A中*浅面为内固定钢板回声。

图2-3-11 康复治疗致右前臂后皮神经损伤

相关知识点：前臂后皮神经是桡神经在螺旋沟水平发出的感觉神经，该神经行走于前臂段时位置表浅，局部反复的按压及摩擦易导致该神经的卡压受损。该患者即为推拿、按摩导致的前臂后皮神经损伤及相应支配区域的皮肤麻木、疼痛及感觉减退。

三、手法复位相关的神经损伤

【典型病例】

病例1：人工髋关节脱位后牵拉复位致坐骨神经损伤

患者，女性，72岁，因右股骨颈骨折在当地行全髋关节置换术，术后右下肢感觉运动无异常。术后1个月内患者先后出现2次右髋关节脱位，每次均行麻醉下牵拉复位，于第二次复位后出现右小腿及足部疼痛、麻木。相关超声检查见图2-3-12。

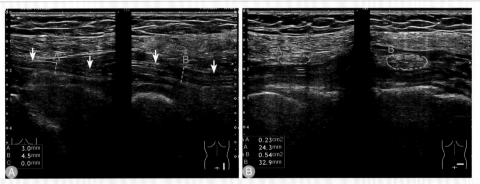

A.臀部坐骨神经长轴切面双侧对比：左图为左侧正常的坐骨神经（白箭），前后径为3.0 mm（标尺A），右图为右侧肿胀增粗的坐骨神经，前后径为4.5 mm（标尺B）；B.臀部坐骨神经短轴切面双侧对比：左图为左侧正常的坐骨神经，横截面积为0.23 cm²（包络区A），右图为右侧肿胀增粗的坐骨神经，横截面积为0.54 cm²（包络区B）。

图2-3-12 人工髋关节脱位牵拉复位后右坐骨神经损伤

病例2：桡骨小头脱位后手法复位致桡神经深支损伤

患儿，男性，6岁，2个月前摔倒致右尺骨鹰嘴骨折并桡骨小头脱位，于当地手法复位后石膏固定3周余，复位后即出现右手指背伸功能障碍。石膏拆除后发现桡骨小头仍向前外侧脱位，右手指背伸功能障碍无改善。相关超声检查见图2-3-13。

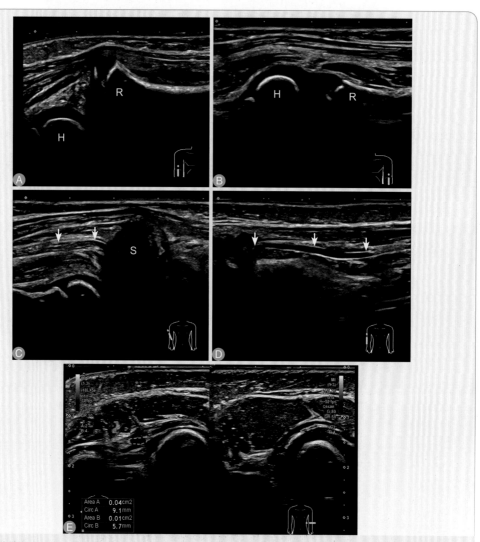

A.右肱桡关节长轴切面，见肱桡关节对应关系异常，桡骨小头向前外侧脱位；B.左侧正常肱桡关节长轴切面对照，见肱骨小头和桡骨小头对应关系；C.右桡神经深支入旋后肌处被脱位的桡骨小头声影遮挡显示不清，桡神经深支近端增粗（白箭）；D.右旋后肌内桡神经深支长轴切面，见神经不均匀增粗（白箭）；E.旋后肌水平桡神经深支短轴切面双侧对比：左图为右侧增粗的桡神经深支，横截面积为0.04 cm²（包络区），右图为左侧正常的桡神经深支，横截面积为0.01 cm²（包络区）。H：肱骨小头；R：桡骨小头；S：声影。

图2-3-13　右侧桡骨小头脱位复位后桡神经深支卡压

第四节　神经肿瘤或肿瘤样病变

一、神经鞘瘤

【疾病概述】

神经鞘瘤是源于神经鞘施万细胞的良性肿瘤，可发生于人体任何有神经纤维分布的组织器官，常见于颈部、四肢等部位，发生于四肢者多位于屈侧。任何年龄均可发病，以中青年居多。

【临床表现】

临床表现视肿瘤大小和部位而异，小的肿瘤可无症状，当肿瘤较大压迫神经时可出现受累神经支配部位的麻木、疼痛、感觉异常等症状。

【超声表现】

神经鞘瘤通常表现为边界清晰、光滑且包膜完整的圆形或椭圆形肿物，常与神经干一端或两端相连，位于肌层时，这种连接尤为明显。肿瘤可呈偏心性生长，也可位于神经中心，周围被神经束包绕，表现为典型的"鼠尾征"或"神经出入征"。部分肌内神经鞘瘤还可在肿瘤长轴的一端或两端探及高回声脂肪组织形成的"三角帽征"。另外，肿瘤中央也可呈云团状、簇状高回声区，边缘区呈低回声，形成典型的"靶征"，有时可合并液化。CDFI可见瘤体内血流信号丰富，周边常有伴行血管。

【典型病例】

病例 1：颈部神经鞘瘤

患者，女性，35 岁，发现右颈部包块 6 个月，按压时右上肢有麻痛感。相关超声检查见图 2-4-1。

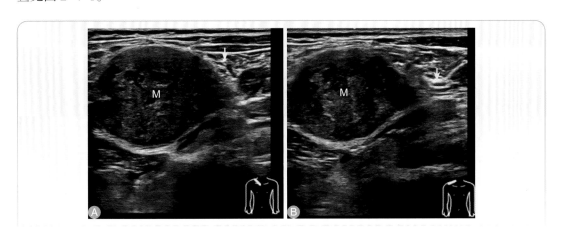

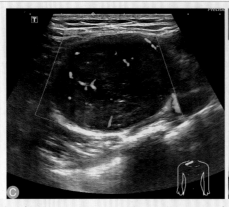
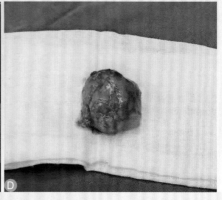

A.右锁骨上窝斜切面扫查，可见一类圆形实性偏低回声包块（M），形态规则，包膜完整，内回声欠均匀，可见"靶征"及小片状液化区。肿物旁可见受压变扁的臂丛神经（黄箭）；B.旋转探头，可见包块（M）与臂丛神经（黄箭）束状结构相延续；C.SMI：包块内可探及较丰富血流信号；D.手术切除的肿物大体，病理结果为神经鞘瘤。

图2-4-1　右臂丛神经来源神经鞘瘤

相关知识点："靶征"是指瘤体中心存在云团状或聚集状高回声区，瘤体周围存在低回声晕＞1 mm，且回声低于相邻组织。"靶征"是神经鞘瘤的特征性超声表现之一。神经鞘瘤在光镜下主要由细胞丰富、排列有序的 Antoni A 区和细胞疏松、黏液样的 Antoni B 区构成，肿瘤中心以 Antoni A 区为主，周缘以 Antoni B 区为主。Antoni A 区梭形细胞密集且规则，可以产生许多界面，所以表现为云团状、簇状高回声；Antoni B 区细胞内及细胞外富含水样液体，声阻抗差异小，所以表现为低回声，这是超声"靶征"产生的病理基础。"靶征"有助于神经鞘瘤的诊断。但小的神经鞘瘤几乎完全由 Antoni A 区细胞组成，而多囊性的神经鞘瘤通常仅由 Antoni B 区细胞组成，所以不会出现超声"靶征"。

病例 2：前臂远端神经鞘瘤

患者，男性，70 岁，发现右前臂远端肿物半年，触之疼痛并向手指放射。相关超声检查见图 2-4-2。

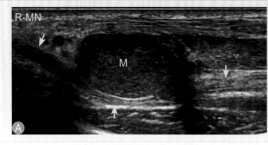
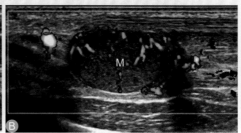

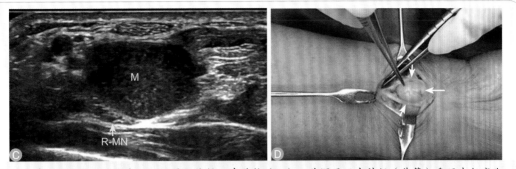

A.右前臂远端纵切面，见皮下一椭圆形偏低回声肿物（M），其深面正中神经（黄箭）受压走行弯曲；
B.CDE：肿物内可探及丰富血流信号；C.横切面，见肿物内回声不均，可见"靶征"，肿物深面偏桡侧可见
受压变扁的"筛网状"神经束结构（黄箭）；D.术中照片，见椭圆形肿瘤（长箭）及被肿瘤分为两束的正中
神经（短箭），术后病理结果为神经鞘瘤。R-MN：右正中神经。

图2-4-2 右前臂远端正中神经来源神经鞘瘤

病例3：上臂神经鞘瘤并瘤内出血囊性变

患者，女性，33岁，发现右上臂内侧包块3年，出现压痛1月余。相关超声检查见
图2-4-3。

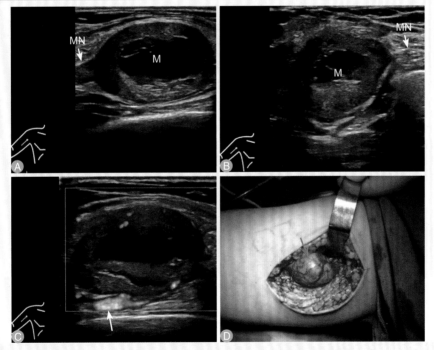

A.右上臂近端包块长轴切面，见一椭圆形实性偏低回声肿物，形态规则，包膜完整，中心可见液化区，远端
与正中神经（白箭）相延续；B.肿物近端也可探及与正中神经（白箭）相连；C.CDE：肿物周边实性部分可
探及血流信号，深面见肱动脉（白箭）与之伴行；D.术中肿物（蓝箭）照片，术后病理结果为神经鞘瘤并瘤
内出血囊性变。MN：正中神经；M：肿物。

图2-4-3 右上臂正中神经来源神经鞘瘤

病例 4：腘窝神经鞘瘤

患者，男性，59 岁，扪及左腘窝包块 2 年，按压时局部麻痛，并向左小腿及足部放射。相关超声检查见图 2-4-4。

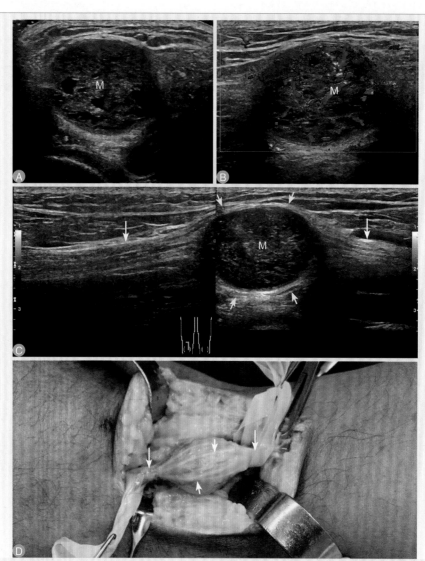

A.左腘窝处横切可探及一类圆形实性偏低回声肿物，内回声不均，可探及"靶征"及多个液化的小片状无回声区；B.CDFI：纵切面肿物内可探及丰富血流信号；C.腘窝处纵切面拼图，可见肿物两端均与胫神经（白箭）相延续，肿物位于神经中央，浅面和深面均可探及神经束回声（黄箭）；D.术中照片，显示肿物位于胫神经内，两端与胫神经干（长箭）相连，周围可见神经束包绕（短箭）。术后病理结果为神经鞘瘤。M：肿物。

图2-4-4 左腘窝胫神经来源神经鞘瘤

病例5：小腿远端神经鞘瘤

患者，男性，69岁，左足底及第二趾疼痛2月余，加重2周。相关超声检查见图2-4-5。

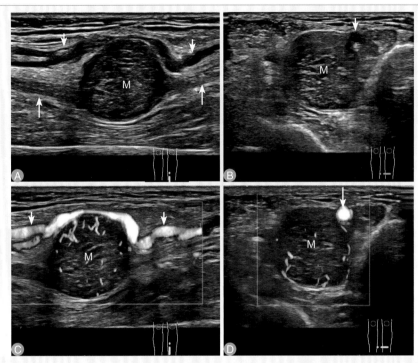

A.左小腿远端胫神经长轴切面，可见一类圆形实性偏低回声肿物，内回声欠均匀，可探及"靶征"。肿物两端与胫神经（长箭）相连，浅面可见受压绕行的胫后动脉（短箭）；B.短轴切面，见肿物紧邻胫后动脉（白箭）；C.长轴切面SMI：见肿物内丰富的血流信号和浅面受压绕行的胫后动脉（白箭）；D.短轴切面SMI：显示肿物内较丰富的血流信号及伴行的胫后动脉（白箭）。术后病理结果为神经鞘瘤。M：肿物。

图2-4-5 左小腿远端胫神经来源神经鞘瘤

病例6：前臂中段神经鞘瘤

患者，男性，38岁，发现右前臂中段包块3年余，无明显不适，按压包块时无神经刺激症状。相关超声检查见图2-4-6。

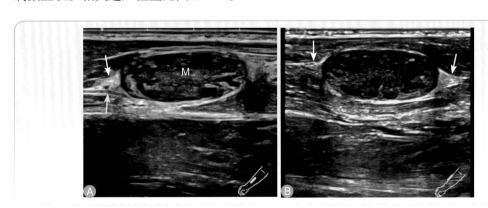

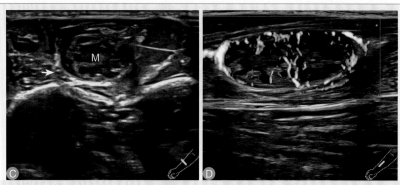

A.右前臂中段纵切面，于前臂指伸肌内见一椭圆形实性不均质偏低回声肿物，内回声不均，呈"靶征"，肿物近端可见高回声"三角帽征"（白箭），其深方见骨间后神经走行（黄箭）；B.稍向外移动探头，于肿物两端均可见"三角帽征"（白箭）；C.横切面可探及骨间后神经（白箭）与肿物关系密切；D.SMI于肿物内及周边均可探及丰富血流信号。术后病理结果为神经鞘瘤。M：肿物。

图2-4-6　右前臂骨间后神经来源神经鞘瘤

相关知识点：肌内神经鞘瘤常可在肿瘤长轴的一端或两端探及高回声脂肪组织，呈典型的"三角帽征"。多数学者认为这是由于肿瘤沿着神经长轴生长，挤压周围肌肉组织，导致局部肌肉萎缩后脂肪组织浸润所致。也有学者认为该征象的形成原因是肿瘤缓慢生长时，病灶两端肌束分开，形成一个潜在的圆锥形空间，该空间逐渐被肿瘤两端神经周围的脂肪堆积而成。值得注意的是："三角帽征"并非神经鞘瘤所特有，肌内黏液瘤也可出现。

病例7：小腿中段神经鞘瘤

患者，男性，52岁，发现左小腿中上段偏外侧包块1年余，按压时左小腿前方有麻痛不适感。相关超声检查见图2-4-7。

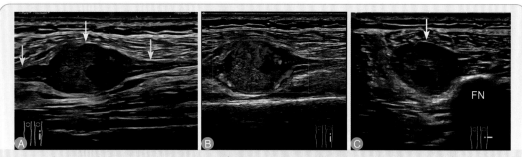

A.左小腿中上段胫骨前肌内探及一实性偏低回声肿物（白箭），形态欠规则，内可见"靶征"及部分液化的无回声区。肿物两端均与腓深神经（黄箭）相连；B.CDFI：肿物内可探及丰富血流信号；C.短轴切面，显示肿物（白箭）紧邻腓骨颈。FN：腓骨颈。

图2-4-7　左小腿腓深神经来源神经鞘瘤（合并囊性变）

病例8：腕部皮下神经鞘瘤

患者，女性，23岁，发现左腕部包块2年余并逐渐增大，按压时有轻微疼痛，无麻木及其他不适。相关超声检查见图2-4-8。

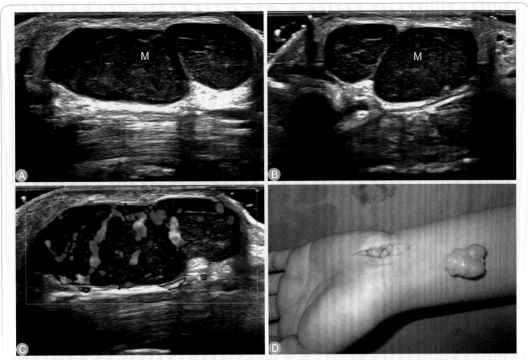

A.左腕部包块处纵切面，于皮下脂肪层内探及一不规则实性偏低回声肿物，轮廓清晰，包膜完整，呈分叶状，内回声欠均匀，呈"靶征"，肿物周边未探及与之相连的神经；B.横切面可见肿物仍呈分叶状，周边未探及与之相连的神经结构；C.CDFI：肿物内可探及较丰富血流信号；D.术中照片，见切除的肿物呈分叶状，未见与之相连的神经。术后病理结果为神经鞘瘤。M：肿物。

图2-4-8　左腕部皮下神经鞘瘤

相关知识点：皮下神经鞘瘤多位于皮下脂肪层内，部分可位于真皮深层，甚至罕见表现为皮肤的带蒂肿物。患者通常没有症状，少数患者可伴有皮肤的疼痛、压痛或感觉异常。皮下神经鞘瘤通常起源于小的神经分支或末梢皮神经，目前的高频超声技术多不能显示其来源神经，所以检查时应重点关注肿瘤自身的超声表现，但当肿瘤具有轮廓清晰、包膜完整、内可见"靶征"、血流信号丰富等特征时，有助于提示皮下神经鞘瘤的诊断。

病例9：手掌部丛状神经鞘瘤

患儿，女性，14岁，发现左手掌远端至示指近端肿胀5年余，无痛，随年龄增长肿胀日趋明显。相关超声检查见图2-4-9。

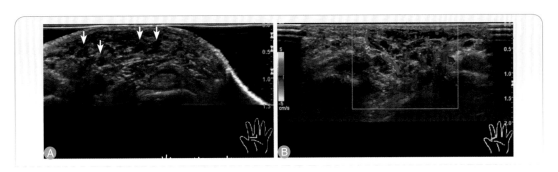

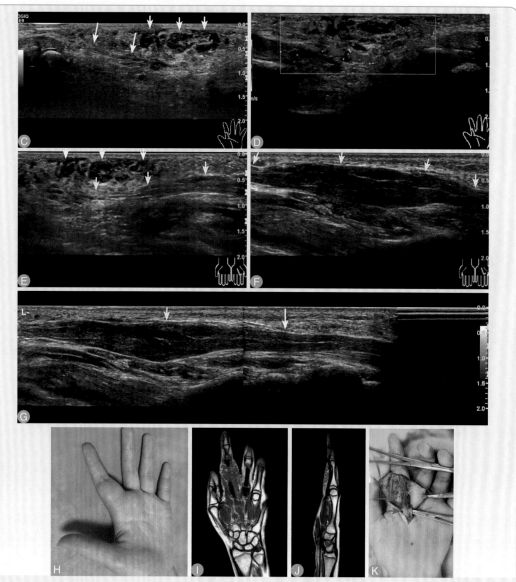

A.左手掌远端肿胀处横切面,见皮下软组织弥漫性增厚,呈不均质偏低回声,边界欠清,形态不规则,内见多发低回声小结节(白箭);B.CDFI:低回声区及部分小结节内可探及血流信号;C.左手示指近端纵切面,见增厚的皮下软组织及其内分布的大小不等的结节状低回声,部分结节相互融合(短箭),其深面为正中神经指掌侧固有神经(长箭);D.CDFI:低回声结节及周边探及较丰富血流信号;E.左手示指近端纵切面,显示皮下多发低回声结节(白箭)及深面增粗的正中神经指掌侧固有神经(黄箭);F.第2、第3掌骨远端肿胀处纵切面,于皮下软组织内可探及明显增粗的正中神经指掌侧固有神经(黄箭);G.手掌部纵切面拼图,见正中神经指掌侧总神经稍增粗(白箭),向掌部移行为正中神经指掌侧固有神经时增粗更明显(黄箭);H.患者左手掌外观;I、J.左手MRI增强扫描冠状位及矢状位图像,左手示指近节指骨近端及第1、第2掌骨远端掌侧见弥漫性不规则团状等T_1稍长T_2信号影,边界欠清,2、3指屈肌腱间粗大血管影与病灶相连,邻近骨质未见明显破坏征象;K.术中照片,见增粗的正中神经指掌侧固有神经(短箭)及皮下结节(长箭)。

图2-4-9 左手掌部丛状神经鞘瘤

注:该患儿术后病理:免疫组化结果显示S-100(+),SMA(+),CD34(+),Desmin(-),NeuN(-),NF(-),Ki67<(1%+)。结合组织学及免疫组化,符合丛状神经鞘瘤。

相关知识点：丛状神经鞘瘤是神经鞘瘤的一个罕见亚型，占所有神经鞘瘤的 4.3%，发病年龄为 1 ~ 61 岁，20 ~ 50 岁多见。最常见于躯干、头部、颈部和上肢，偶见于下肢。有学者认为创伤可能与该病的发生有关，目前尚未见恶性变倾向的报道。瘤体通常较小，多发生在真皮或皮下，呈丛状或多结节状，生长较缓慢，类似丛状神经纤维瘤，临床一般无症状。瘤体较大时会压迫神经，出现麻木、刺痛等感觉。肿瘤常呈浸润性生长，手术不易彻底切除，术后易复发，且残余肿瘤生长更迅速。

二、神经纤维瘤

神经纤维瘤是一种良性周围神经鞘膜肿瘤，由施万细胞、纤维母细胞及少量的轴索、神经束膜细胞组成，可分为孤立性神经纤维瘤和神经纤维瘤病。

（一）孤立性神经纤维瘤

【疾病概述】

好发年龄为 20 ~ 30 岁，多见于躯干、四肢、头颈、纵隔和腹膜后等部位，可发生于大的神经干，也可发生于小的皮神经。多数为良性，但较神经鞘瘤易恶变，尤其是位于关节附近或其他容易受到慢性刺激的部位。

【临床表现】

一般生长缓慢，表浅部位肿瘤常无明显症状，较深部位的肿瘤可出现相应的临床症状，如疼痛、感觉异常或运动功能障碍等。

【超声表现】

可分为两种类型：①皮肤结节型：表现为皮下椭圆形低回声结节，边界清晰，无明显包膜；②神经干融入型：表现为外形规则或欠规则的偏低回声，两端可见与神经干相连且神经干融入甚至穿行于瘤体内。CDFI 于两种类型瘤体内均可见较丰富血流信号。

（二）神经纤维瘤病

【疾病概述】

神经纤维瘤病（neurofibromatosis，NF）是源于神经嵴细胞分化异常而导致的常染色体显性遗传病，可分为累及周围神经系统的 I 型（NF1）和累及中枢神经系统的 II 型（NF2）两大类。NF1 较多见，占 NF 的 85% ~ 90%，在病理上一般分为结节型、丛型和弥漫型。NF2 即双侧前庭神经纤维瘤病，占 NF 的 10% ~ 15%。

【临床表现】

NF1 的典型特征为皮肤咖啡牛奶斑、腋窝和腹股沟区的雀斑样褐色斑、多发弥散分布的皮下神经纤维瘤及虹膜的 Lisch 结节等。NF2 常表现为双侧听觉障碍、眩晕、耳鸣、平衡功能异常等症状。

【超声表现】

NF1 周围神经病变声像图表现分为结节型、丛型和弥漫型。结节型神经纤维瘤病的超声表现与孤立性神经纤维瘤基本一致，瘤体沿神经走向分布，边界清，无包膜。部分发生于神经干的肿瘤两端与神经干相连，连续处神经干增粗、束状结构显示模糊且与肿瘤分界不清。CDFI 于瘤内可见点条状血流。

丛型神经纤维瘤病的超声表现为沿神经干分布的单发或多发低回声结节，结节间由增粗扭曲的神经相连，呈"蠕虫状"。CDFI 显示瘤内血流信号稍丰富。

弥漫型神经纤维瘤病的超声表现为皮肤及皮下脂肪层弥漫性增厚、回声增强，可见条带状或结节状的低回声肿瘤组织弥漫分布于高回声脂肪之间，典型者呈"水草样"或"羽毛状"，同时病变区内常见大量扩张的血管。患者局部皮肤呈棕褐色。CDFI 显示病变处血流信号丰富。

【典型病例】

病例 1：孤立性神经纤维瘤

患者，男性，51 岁，出现不明原因的右足、趾背伸功能障碍 1 月余。相关超声检查见图 2-4-10。

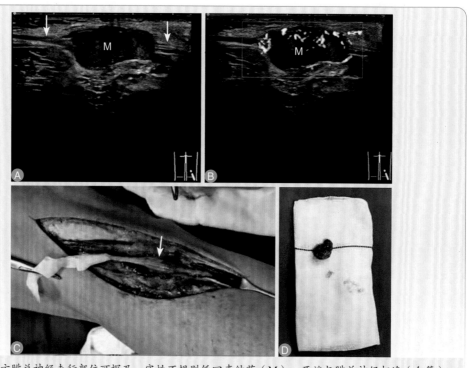

A.右腘窝下方腓总神经走行部位可探及一实性不规则低回声结节（M），两端与腓总神经相连（白箭）；B.SMI：结节内可探及丰富血流信号；C.术中照片，显示腓总神经上的肿瘤（白箭）；D.手术切除的肿瘤大体。术后病理结果为神经纤维瘤。

图2-4-10　右腓总神经来源神经纤维瘤

病例 2：丛型神经纤维瘤

患者，女性，71 岁，以"右膝骨关节炎"就诊，超声检查右下肢血管时发现胫神经病变。相关超声检查见图 2-4-11。

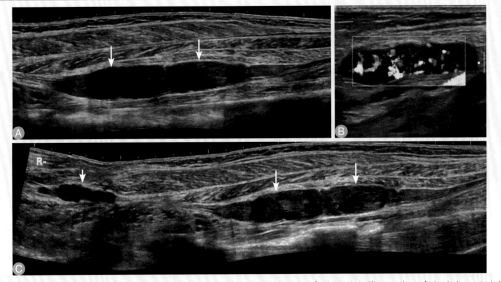

A.右小腿上段胫神经长轴切面宽景成像，显示一长条形实性偏低回声肿物（白箭），内回声欠均匀，两端与胫神经相延续；B.CDFI：肿物内可探及丰富血流信号；C.宽景成像显示低回声肿物（长箭）近端胫神经上另可探及一较小实性偏低回声结节（短箭），两端与胫神经相连。

图2-4-11　右小腿胫神经来源丛型神经纤维瘤

病例3：丛型神经纤维瘤

患者，女性，58岁，无明显诱因出现左小腿疼痛2天，超声检查提示左腘窝囊肿破裂，另发现左小腿胫神经异常。相关超声检查见图2-4-12。

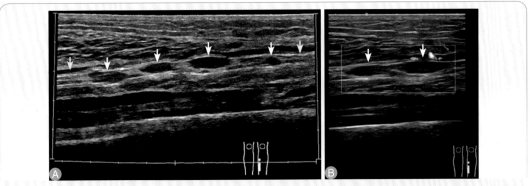

A.左小腿中段纵切面宽景成像，见胫神经（黄箭）内多个低回声结节（白箭）呈"串珠样"，沿神经走行分布；B.SMI：结节（白箭）内均未探及明显血流信号。

图2-4-12　左小腿胫神经来源丛型神经纤维瘤

病例4：弥漫型神经纤维瘤病

患者，男性，43岁，左前臂远端至腕掌部肿胀并色素沉着40余年，无痛。8年前曾因左腕部功能受限于外院行手术治疗（具体不详），效果欠佳。相关超声检查见图2-4-13。

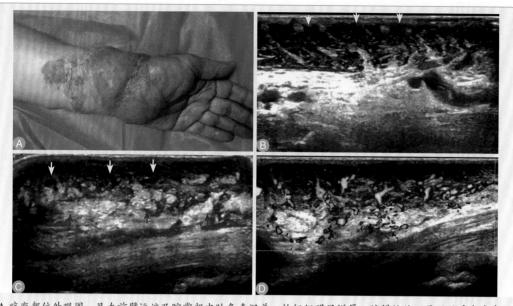

A.病变部位外观图，见左前臂远端及腕掌部皮肤色素沉着，软组织明显增厚，腕横纹处可见既往手术瘢痕；
B.左腕掌部桡侧纵切面，见皮下软组织明显增厚，回声紊乱，"裂隙样"低回声肿瘤组织（黄箭）弥漫分布
于高回声脂肪（红箭）之间，呈"水草状"；C.左腕掌部尺侧纵切面，增厚的皮下软组织内可见微小结节样
低回声肿瘤组织（黄箭）弥漫分布于高回声脂肪（红箭）之间；D.CDE显示增厚的皮下软组织内大量扩张的
血管。

图2-4-13 左前臂远端及腕掌部弥漫型神经纤维瘤病

病例5：Ⅰ型神经纤维瘤病

患儿，男性，10岁，以右上肢增粗数年就诊，无疼痛不适及功能障碍。查体见体表
多个咖啡牛奶斑，背部多发质软小结节（询问家族史得知患儿母亲自幼即出现全身体表多
发大小不等、突出皮肤表面的质软小结节）。相关超声检查见图2-4-14。

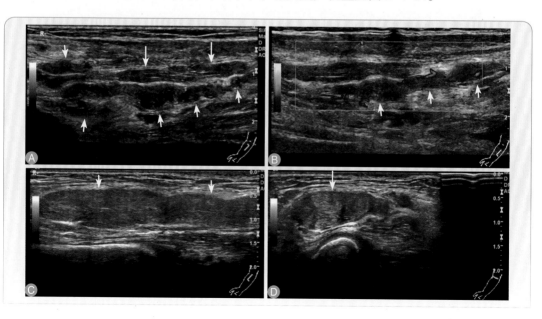

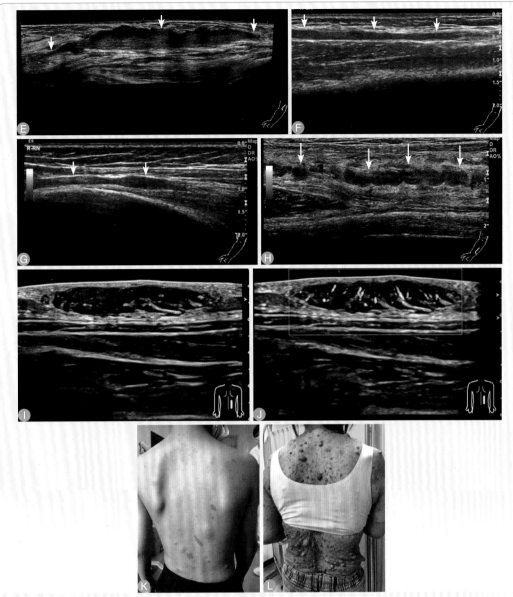

A.右前臂中段纵切面，见正中神经（长箭）不均匀增粗，其深面及浅面可见多发低回声结节（短箭），部分结节相互融合；B. CDE：右前臂中段低回声结节（白箭）内可探及部分血流信号；C.右前臂上段纵切面，显示不均匀增粗的正中神经（白箭），其内神经束结构显示不清；D.右前臂上段横切面，增粗的正中神经（白箭）内未见"筛网状"结构；E.右前臂上段正中神经宽景成像，显示前臂段正中神经不均匀增粗（白箭），内束状结构显示不清；F.右前臂上段尺神经长轴切面，显示尺神经（白箭）粗细不均，内束状结构欠清晰；G.右上臂螺旋沟水平桡神经长轴切面，显示桡神经（白箭）粗细不均，内束状结构显示欠清；H.右前臂下段纵切面，显示皮下浅筋膜层增厚，回声增强，内探及多个大小不等的低回声结节相互融合呈"串珠状"（白箭）；I.患儿背部皮下结节纵切面，显示皮下椭圆形低回声结节，内见部分"水草状"高回声；J. SMI：低回声结节内可探及较丰富血流信号；K.患儿背部可见咖啡牛奶斑及皮下神经纤维瘤；L.患儿母亲全身可见弥漫性分布的大小不等、突出皮肤的神经纤维瘤。R-RN：右桡神经。

图2-4-14 Ⅰ型神经纤维瘤病

133

三、神经囊肿

【疾病概述】

神经囊肿是一种良性的含液性病变，通常发生在神经外膜下。病变区域液体的积聚会对神经束造成压迫，进而导致不同程度的神经功能受损。

【临床表现】

临床表现为受累神经支配区域的疼痛、麻木、感觉异常和功能障碍，严重者可出现相应支配区的肌肉萎缩。

【超声表现】

受累神经内可探及大小不等、形态不同的囊性病变，长轴及短轴切面均可见囊肿位于神经内，并直接挤压神经束。囊肿内可呈无回声或低回声，囊肿较大时，囊内有时可见条带样分隔，CDFI 于囊壁或分隔上有时可探及血流信号。

【典型病例】

病例1：尺神经内囊肿致神经损害

患者，男性，58 岁，无明显诱因出现右手小指疼痛、麻木 8 月余，近 4 个月加重并累及环指尺侧半。神经电生理检查提示：右侧尺神经肘部严重损害。相关超声检查见图 2-4-15 和视频 2-4-1。

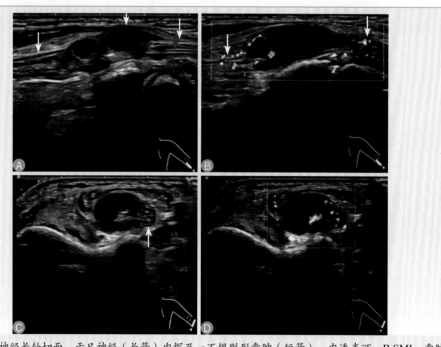

A.右肘部尺神经长轴切面，于尺神经（长箭）内探及一不规则形囊肿（短箭），内透声可；B.SMI：囊肿两端尺神经（白箭）内均可探及较丰富血流信号；C.短轴切面，可见囊肿位于神经（白箭）外膜下，呈偏心性；D.SMI：囊肿旁神经束上可探及较丰富血流信号。

图2-4-15　右肘部尺神经内囊肿

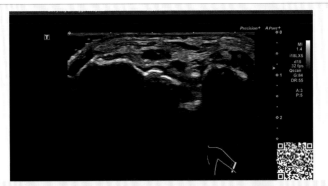

视频2-4-1 右肘部尺神经短轴切面连续扫查，见尺神经内一不规则形囊肿

病例2：腓总神经内囊肿致神经损害

患者，女性，71岁，出现不明原因的右足、趾背伸功能障碍半月余。相关超声检查见图2-4-16。

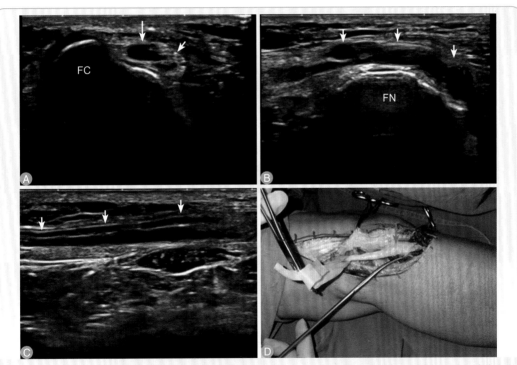

A.右腓骨小头旁腓总神经短轴切面，显示神经增粗（短箭），内见一偏心性无回声（长箭）；B.右腓骨颈处腓总神经长轴切面，见神经内一不规则长条状囊肿（白箭）；C.右腓管近端腓总神经（白箭）增粗，其内部分神经束不均匀增粗；D.术中照片，见囊肿累及段腓总神经不均匀增粗，神经外膜下囊肿依稀可见（蓝箭）。FC：腓骨小头；FN：腓骨颈。

图2-4-16 右腓总神经内囊肿

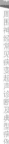

病例 3：胫神经内囊肿致神经损害

患者，男性，73 岁，以左足底麻木不适近 1 个月就诊。相关超声检查见图 2-4-17 和视频 2-4-2。

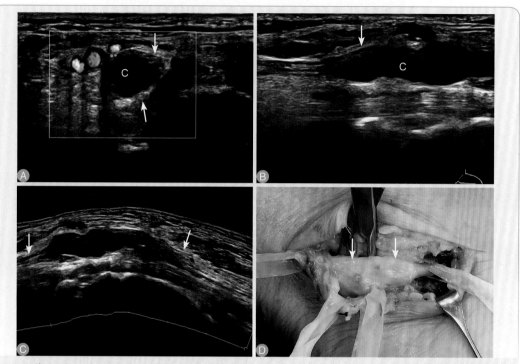

A.左踝管近端短轴切面，于胫神经内可探及一囊肿（C），其边缘可探及被挤压变扁的神经束结构（白箭）；B.踝管处胫神经长轴切面，可见囊肿（C）将部分神经束（白箭）向浅面推挤；C.宽景成像，显示囊肿位于神经内，形态不规则，两端与胫神经（白箭）相延续；D.术中照片，显示踝管近端的胫神经内囊肿（白箭）。

图2-4-17 左踝管近端胫神经内囊肿

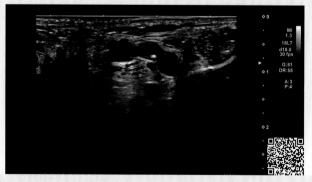

视频2-4-2 左踝管处胫神经短轴切面连续扫查，于胫神经内探及一不规则形囊肿，部分神经束受囊肿挤压变扁

四、神经纤维脂肪错构瘤

【疾病概述】

神经纤维脂肪错构瘤也称为神经脂肪瘤病，是一种较为少见的发生于周围神经的良性肿瘤。病因和发病机制尚不明确，有学者认为与先天性畸形和创伤有关。由于神经鞘膜纤维脂肪组织的异常生长，导致受累神经纺锤状增大，脂肪组织增生使受压的神经束发生纤维样变性，但神经纤维多数是正常的。

【临床表现】

本病主要发生在30岁以前，多数在出生或幼年时发病，以局部逐渐增大的无痛性肿块为主要症状，可合并巨指（趾）症。好发于上肢，受累神经以正中神经及其分支最为多见。后期通常会出现疼痛、麻木、感觉异常等神经症状。

【超声表现】

超声表现为病变处神经明显增粗，神经束周围可见大量高回声纤维脂肪组织浸润。长轴呈"电缆样"改变，短轴呈"莲藕样"或"蛇纹样"改变。

【典型病例】

病例 1：腕部正中神经纤维脂肪错构瘤

患者，女性，21岁，3个月前偶然发现左腕部肿胀，无疼痛不适。2周前出现左手桡侧三个半手指麻木，晨起时明显。相关超声检查见图2-4-18。

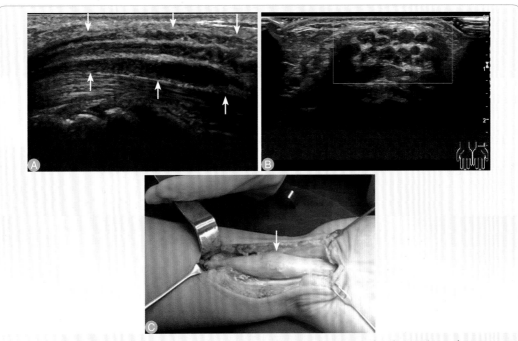

A.左腕部正中神经长轴切面，见神经明显增粗（白箭），神经束不均匀增粗，神经束膜增厚、回声增强；B.腕部正中神经短轴切面，显示神经呈"莲藕样"改变，神经束不均匀增粗，周围可见高回声纤维脂肪组织，CDFI示正中神经内未见增多的血流信号；C.术中照片，见腕部正中神经明显增粗，呈"纺锤形"改变（白箭）。

图2-4-18　左腕部正中神经纤维脂肪错构瘤

病例2：腕掌部正中神经纤维脂肪错构瘤

患者，女性，58岁，无明显诱因出现右手桡侧三个半手指麻木、疼痛2年，加重3个月。相关超声检查见图2-4-19。

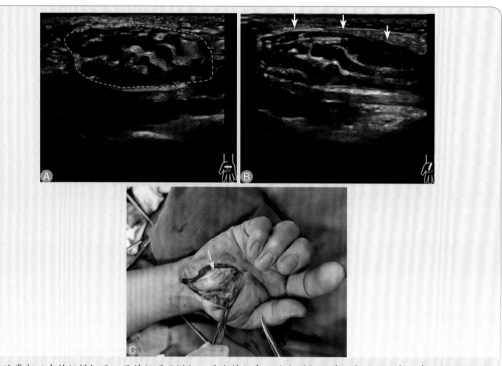

A.右腕掌部正中神经横切面，见神经明显增粗，其内神经束不均匀增粗，神经束周围见高回声的纤维脂肪组织包绕（包络区）；B.腕掌部正中神经长轴切面，见神经明显增粗，其内神经束不均匀增粗、走行迂曲（白箭）；C.术中照片，显示腕掌部异常增粗的正中神经（黄箭）（该手术图片由洛阳市偃师区人民医院段向霄医师提供）。

图2-4-19　右腕掌部正中神经纤维脂肪错构瘤

病例3：尺神经指掌侧固有神经纤维脂肪错构瘤并巨指畸形

患者，男性，22岁，左小指先天性巨指畸形，因影响美观要求手术治疗。相关超声检查见图2-4-20和视频2-4-3。

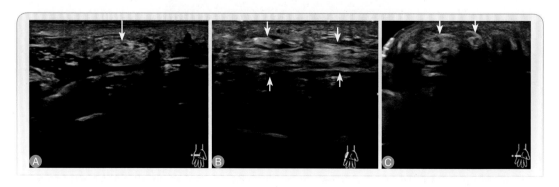

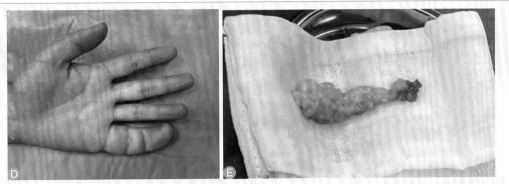

A.左掌部偏尺侧横切面，见尺神经指掌侧固有神经明显增粗（白箭），神经束间见较多的高回声纤维脂肪组织；B.纵切面，见神经增粗（白箭），其内神经束不均匀增粗；C.第五掌指关节处横切面，见尺神经指掌侧固有神经尺侧支明显增粗（左侧白箭）、桡侧支基本正常（右侧白箭）；D.左手外观照片，见小指呈巨指畸形；E.手术切除的左小指异常增生的脂肪组织。

图2-4-20　左尺神经指掌侧固有神经纤维脂肪错构瘤并巨指畸形

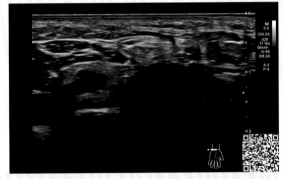

视频2-4-3　自腕部向远端横切连续扫查，见尺神经指掌侧固有神经明显增粗，神经束间见较多的高回声纤维脂肪组织

病例4：腕掌部正中神经及指掌侧固有神经纤维脂肪错构瘤并巨指畸形

患儿，男性，16岁，以"发现右腕掌部无痛性包块数年、渐进性增大"就诊。既往患先天性巨指畸形，4岁时曾行手术治疗（具体不详）。相关超声检查见图2-4-21和视频2-4-4。

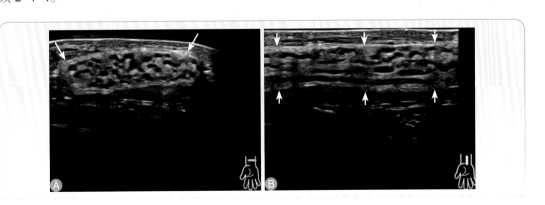

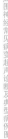

实用周围神经超声检查及典型病例图解

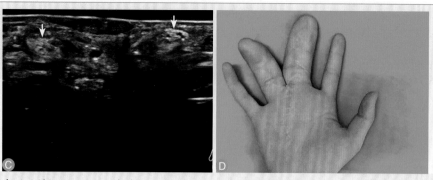

A.右腕掌部近端横切面，显示正中神经明显增粗（白箭），其内神经束增粗，神经束之间见较多的高回声纤维脂肪组织浸润；B.纵切面，显示增粗的神经，其内神经束不均匀增粗，神经束膜增厚、回声增强（白箭）；C.探头横切增粗的正中神经向远端扫查，可见位于第3指骨尺侧、第4指骨桡侧的正中神经指掌侧固有神经明显增粗（白箭），神经束间见增多的高回声纤维脂肪组织；D.右手外观照片，可见中指、环指呈巨指畸形，之前的手术刀口清晰可见。

图2-4-21　右腕掌部正中神经及指掌侧固有神经纤维脂肪错构瘤并巨指畸形

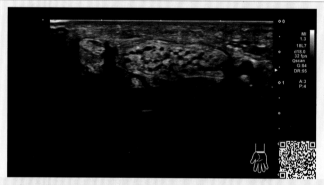

视频2-4-4　自右手掌腕横纹处横切面向近端连续扫查，见正中神经异常增粗，其内神经束增粗，神经束之间见较多的高回声纤维脂肪组织浸润

五、神经内血管畸形

【疾病概述】

神经内血管畸形为先天发育畸形，是胚胎时期血管形成过程异常导致的血管结构异常。该畸形可以单独存在，也可以和周围骨骼肌内血管畸形同时存在。

【超声表现】

可见受累段神经增粗，神经内结构紊乱、回声增强，可探及部分迂曲扩张的管状结构，局部神经束显示欠清或走行扭曲。探头加压后放松，管状结构内可探及血流信号充盈。

【临床表现】

主要取决于病变的范围及局部神经受累的程度，可无明显临床症状，也可表现为麻木、疼痛等神经受累症状。

第二章　周围神经常见病变超声诊断及典型病例图解

140

【典型病例】

病例 1：坐骨神经内血管畸形

患儿，男性，16 岁，超声检查下肢肌肉时，偶然发现右坐骨神经病变。患者右下肢无疼痛、麻木等不适。相关超声检查见图 2-4-22。

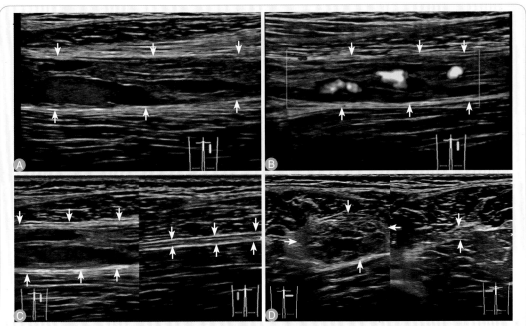

A.右大腿后方纵切面，显示右大腿段坐骨神经明显增粗（白箭），其内见沿神经束走行的迂曲扩张的静脉血管，呈不规则条带状暗区，部分神经束膜受挤压移位；B.CDE：探头加压时，可探及坐骨神经（白箭）迂曲扩张的血管内血流充盈；C.大腿上段坐骨神经长轴切面双侧对比：左图为右侧增粗的坐骨神经（白箭），内见迂曲扩张的血管，右图为左侧正常的坐骨神经（白箭）；D.大腿上段坐骨神经短轴切面双侧对比：左图为右侧增粗的坐骨神经（白箭），其内可见扩张的血管，右图为左侧正常的坐骨神经（白箭）。

图2-4-22 右大腿坐骨神经内血管畸形

病例 2：前臂正中神经及肌肉内血管畸形

患儿，女性，11 岁，无明显诱因出现右前臂肿痛 3 年，加重半年，近 2 个月来偶感右手 2～4 指麻木。相关超声检查见图 2-4-23 和视频 2-4-5。

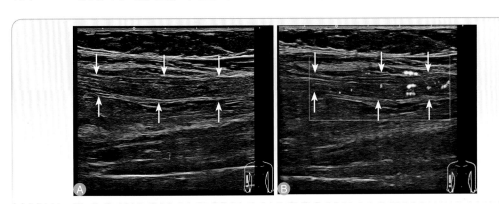

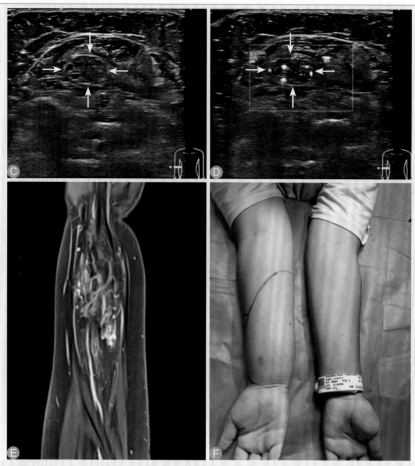

A.右前臂下段纵切面，显示屈肌群增厚，回声弥漫性增强，肌纹理显示不清，该段正中神经局限性增粗，其内神经束显示不清（白箭）；B.SMI：探头加压放松后，于增粗的正中神经（白箭）及其浅面肌肉内均可探及增多的血流信号；C.短轴切面，显示增粗的正中神经（白箭）内见部分无回声管状结构；D.SMI：探头加压放松后，可探及神经（白箭）内无回声管状结构血流充盈；E.MRI增强扫描，显示右前臂近端屈肌内大量畸形血管影，正中神经被包裹其中；F.双侧前臂外观对照，见右前臂明显肿胀增粗，以远端为著（蓝色标记区域）。

图2-4-23　右前臂正中神经及肌肉内血管畸形

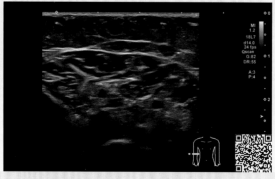

视频2-4-5　右前臂中段至腕部横切面连续扫查，见前臂屈肌增厚、紊乱，内呈弥漫性强回声，肌纹理显示不清；前臂中段正中神经明显增粗、回声增强，内神经束显示不清

六、创伤性神经瘤

【疾病概述】

创伤性神经瘤是神经损伤后神经纤维再生和过度无序增殖的结果，并非真正的肿瘤，通常见于创伤、手术或截肢导致的神经完全或部分离断时，一般在伤后的 1 ～ 12 个月发生。当周围神经受损时，两断端完全分离，或者两断端之间有瘢痕或其他组织阻隔，再生轴突不能到达远端，而与增生的结缔组织混杂在一起，卷曲成团，从而形成创伤性神经瘤。本病可发生在身体的任何部位，常发生于四肢、头颈部及躯干部位。截肢术后神经残端的创伤性神经瘤又称为残端神经瘤。

【临床表现】

创伤性神经瘤可以是无痛的，但约有 10% 的患者伴有剧烈的疼痛及感觉异常，尤其是残端神经瘤。

【超声表现】

可见一端或两端与神经相延续的瘤样低回声，瘤体可呈椭圆形、类圆形、梭形或不规则形，内呈不均质偏低回声或混合回声。神经不全离断者，纵切时瘤内可见神经束通过，横切时瘤内可见部分筛网状结构。神经完全离断者，横切与纵切时瘤内筛网状及条索状结构均消失。CDFI 于瘤体内可探及丰富或少量血流信号，也可无血流信号。

【典型病例】

神经断裂相关的创伤性神经瘤见第二章第二节相关病例。

病例 1：坐骨神经残端神经瘤

患者，男性，41 岁，左大腿中段截肢术后，感觉肢体残端麻木、胀痛 2 年余，加重 1 周。相关超声检查见图 2-4-24。

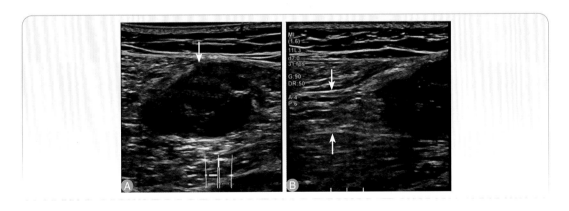

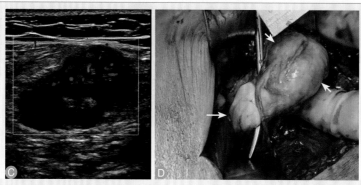

A.左大腿残端肌层内探及一不规则实性偏低回声肿物（白箭）；B.肿物近端与坐骨神经（白箭）相连；
C.CDE：肿物内可探及稍丰富血流信号；D.术中照片，显示坐骨神经（长箭）残端神经瘤（短箭）。

图2-4-24　左大腿坐骨神经残端神经瘤

病例2：正中神经、尺神经及桡神经浅支残端神经瘤

患者，男性，46岁，左前臂截肢术后1年余，肢体残端疼痛1年，触碰时疼痛加剧。相关超声检查见图2-4-25。

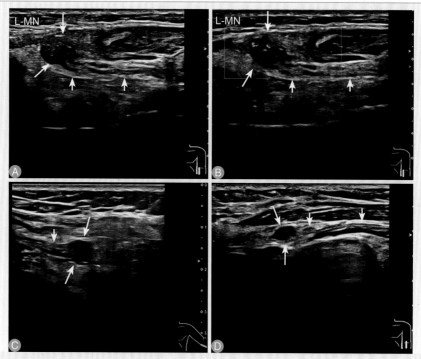

A.左前臂上段纵切面，显示正中神经（短箭）及其残端神经瘤（长箭）；B.SMI：正中神经（短箭）残端神
经瘤（长箭）内可探及少量血流信号；C.左前臂上段尺神经（短箭）及其残端神经瘤（长箭）；D.左前臂上
段桡神经浅支（短箭）及其残端神经瘤（长箭）。L-MN：左正中神经。

图2-4-25　左前臂多发残端神经瘤

七、Morton 神经瘤

【疾病概述】

Morton 神经瘤又称跖间神经瘤，其并非真正的神经肿瘤，而是由趾总神经受到刺激或压迫等原因导致的神经周围纤维化、局部血管增生和跖神经退行性变形成的良性结节。病变多位于第 3、第 4 跖骨间，约占 80% ~ 95%，好发于女性，多呈单发，是前足疼痛常见的原因之一。

【临床表现】

临床表现主要为前足疼痛或麻木，疼痛常呈烧灼样、刀割样，可放射至足趾，有"走在鹅卵石上"的感觉。穿过紧的鞋或推挤、按压、负重时疼痛加重。

【超声表现】

多表现为跖间单发类圆形低回声实性结节，边界清晰，最多见于第 3、第 4 跖间，其次为第 2、第 3 跖间和第 4、第 5 跖间。CDFI：瘤体内有时可探及血流信号。

【典型病例】

病例 1：左足多发 Morton 神经瘤

患者，男性，67 岁，左侧前足底疼痛 1 月余。相关超声检查见图 2-4-26。

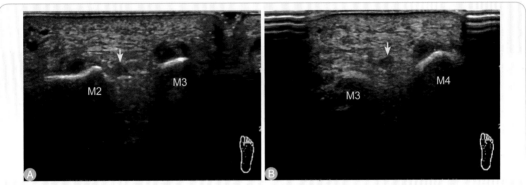

A.左侧前足底横切面，于第 2、第 3 跖骨（M2、M3）间探及一类圆形低回声小结节（黄箭），边界尚清，探头加压结节时有明显的刺痛感；B.左侧前足底横切面，于第 3、第 4 跖骨（M3、M4）间探及一类圆形低回声小结节（黄箭），边界尚清，探头加压结节时有明显刺痛感。

图2-4-26　左足跖间多发Morton神经瘤

病例 2：右足 Morton 神经瘤

患者，女性，53 岁，右侧前足底疼痛近半个月。相关超声检查见图 2-4-27。

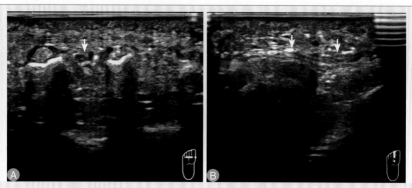

A.右侧前足底横切面，于第2、第3跖骨间探及一形态欠规则的低回声小结节（白箭），边界尚清；B.长轴切面，见低回声小结节为局部增粗的趾神经（白箭），局部探头加压时有明显刺痛感。

图2-4-27　右足跖间Morton神经瘤

八、恶性神经鞘膜瘤

【疾病概述】

恶性神经鞘膜瘤（malignant peripheral nerve sheath tumor，MPNST）是一种罕见的起源于周围神经、伴或不伴有神经鞘膜等不同程度分化的神经源性肿瘤，占所有软组织肉瘤的3%～5%。MPNST恶性程度高，生长速度快，预后差，原位复发风险可达40%～65%，5年生存率约为20%～50%。Ⅰ型神经纤维瘤病（NF1）是MPNST最重要的风险因素，约40%的MPNST由NF1恶变形成。少数由神经鞘瘤恶变所致，其余病例则呈散发性或有放射线暴露史。

【临床表现】

MPNST可发生于任何有神经纤维分布的体表和内脏器官，好发于头颈部、四肢、躯干部的神经干，如臂丛神经、骶丛神经、坐骨神经等。通常表现为进行性增大的肿块，若肿块持续增大出现压迫症状或肿瘤恶变侵犯神经及周围组织时，可出现疼痛及神经功能障碍，如感觉麻木、肌力减退、运动障碍等。

【超声表现】

MPNST可单发或多发。肿块较大，质硬；内回声不均，以低回声为主，无包膜或包膜不完整；边界不清，且与周围组织粘连，肿块移动度差。可伴有淋巴结肿大。CDFI肿物内多有较丰富血流信号。

【典型病例】

病例1：继发于Ⅰ型神经纤维瘤病的恶性神经鞘膜瘤

患者，女性，61岁，以右腘窝上方肿物并右足、右小腿疼痛半年余就诊。1年前彩超及MRI检查提示Ⅰ型神经纤维瘤病。相关超声检查见图2-4-28。

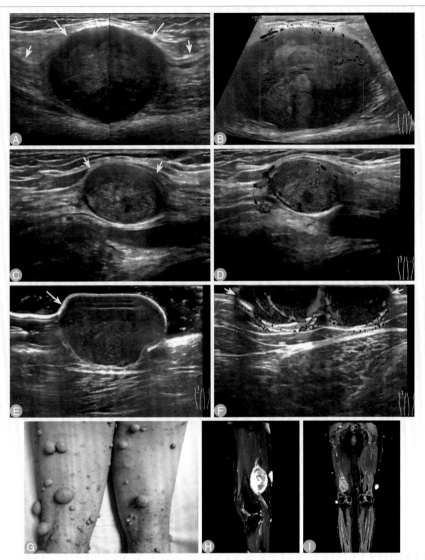

A.右腘窝上方纵切面，可见一较大的类圆形实性低回声肿物（长黄箭），形态尚规则，内回声不均，可见"靶征"。肿物两端与坐骨神经（短黄箭）相延续；B.CDFI：肿物内及边缘均可探及较丰富血流信号；C.左腘窝上方纵切面，另可探及一椭圆形实性低回声肿物（黄箭），包膜光滑完整，内回声欠均，可见"靶征"；D.CDFI：肿物内及周边均可探及丰富血流信号；E.左腘窝上方纵切面，于皮肤表面可见一类圆形实性偏低回声结节（黄箭），突出皮肤表面生长；F.左腘窝上方皮肤表面另可见两个突出皮肤表面、紧密相邻生长的低回声结节（黄箭），CDFI显示结节内及周边均可探及丰富血流信号；G.双大腿下段外观照片，可见双侧大腿皮肤表面密布大小不等、突出皮肤的神经纤维瘤；H、I.MRI矢状位及冠状位脂肪抑制序列增强扫描显示右大腿下段后侧肌群内类椭圆形软组织肿瘤，呈不均匀强化，可见"神经出入征"，另双腿皮下可见多个结节影。

图2-4-28　右坐骨神经来源恶性神经鞘膜瘤

注：该患者右腘窝上方坐骨神经肿物及右大腿皮肤结节（较大者）均行手术切除治疗。右腘窝上方坐骨神经肿物术后病理提示：梭形细胞软组织肿瘤。免疫组化结果：CD34（－），S-100（＋），SMA（－），STAT6（－），EMA（－），Bcl-2（－），Desmin（－），h-caldesmon（－），Myogenin（－），β-catenin（－），ALK（局灶弱+），Ki67（热点区约30%+），MUC4（－），SOX-10（部分+）。结合免疫组化结果，符合恶性周围神经鞘膜瘤。右大腿皮肤结节术后病理结果为神经纤维瘤。

病例2：右大腿恶性神经鞘膜瘤

患儿，男性，8岁，发现右大腿后方肿块10月余，近半个月明显增大，触之疼痛、麻木，并向小腿及足底放射。相关超声检查见图2-4-29。

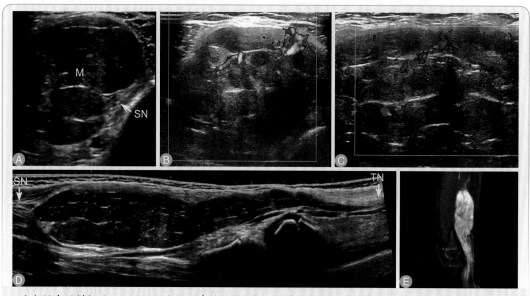

A.右大腿中段横切面，可见一巨大低回声肿物（M），形态不规则，内回声不均匀，可见簇状及线状高回声，肿物与坐骨神经关系密切并挤压神经；B.肿物横切面，CDE显示较丰富血流信号；C.右大腿中段纵切面，显示肿物内呈不均质偏低回声，其内探及较多断续的线状强回声分隔，CDFI可探及较丰富血流信号；D.右大腿中段至腘窝宽景成像，显示肿物沿神经生长，近端起自坐骨神经，远端止于腘窝下方胫神经，累及长度>20 cm，肿物内回声不均，未探及正常神经结构；E.MRI矢状位T$_2$脂肪抑制序列显示右大腿中下段半膜肌内可见巨大的软组织肿块，边界清晰，其内信号欠均匀，可见"神经出入征"。提示神经源性肿瘤，考虑恶性。SN：坐骨神经；TN：胫神经。

图2-4-29　右坐骨神经来源恶性神经鞘膜瘤

注：该患儿于外院手术，病理结果为恶性神经鞘膜瘤（未随访到免疫组化结果）。

病例3：左腘窝恶性神经鞘膜瘤

患儿，女性，13岁，1年前出现跑步后左小腿疼痛、活动受限，休息后缓解。近半年来症状逐渐加重，影响行走。超声检查时见患儿全身多发咖啡牛奶斑，未见明显皮下结节及肿物。相关超声检查见图2-4-30和视频2-4-6。

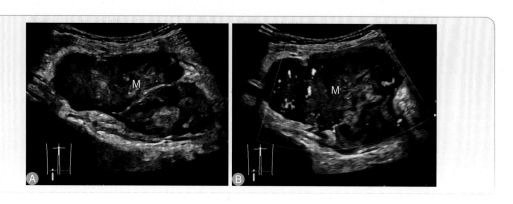

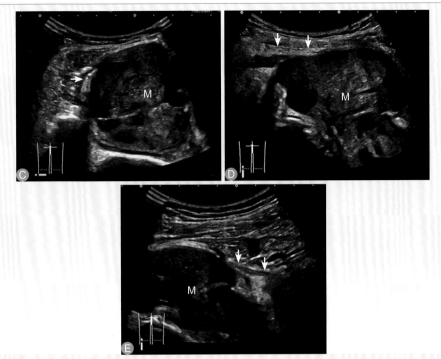

A.左腘窝区纵切面，于深方肌层内探及一不规则实性偏低回声肿物，大小约9.4 cm×5.2 cm×7.0 cm，边界尚清，内回声不均，中心区呈不规则片状中等回声及部分小片状低至无回声，边缘区以低回声为主；B.SMI:肿物内可探及较丰富血流信号；C.横切面于肿物外侧可探及受压变扁的胫神经（白箭）；D.纵切面于肿物近端可探及胫神经（白箭）与之相连；E.纵切面于肿物远端也可探及胫神经（白箭）与之相连。M：肿物。

图2-4-30 左胫神经来源恶性神经鞘膜瘤

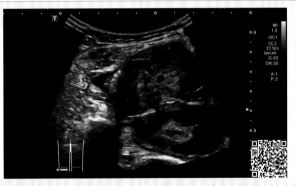

视频2-4-6 左腘窝区横切面自上而下扫查，见肌层深方一较大的不规则实性偏低回声肿物，紧邻胫神经，肿物局部向外侧挤压胫神经致神经明显变扁

注：该患者于外院手术，病理结果提示梭形细胞肉瘤，结合患者临床上符合神经纤维瘤病，首先考虑恶性神经鞘膜瘤。免疫组化结果：（H124-15334）：H3K27ME3（+，表达减低），CD34（部分弱+），S-100（−），pan-TRK（Roche）（局灶弱表达）。

九、累及神经的非神经源性肿瘤

【典型病例】

病例1：胫神经滑膜肉瘤

患者，男性，47岁，右足底扪及肿块并疼痛2年余，近半年肿块进行性生长，行走时疼痛加重。相关超声检查见图2-4-31。

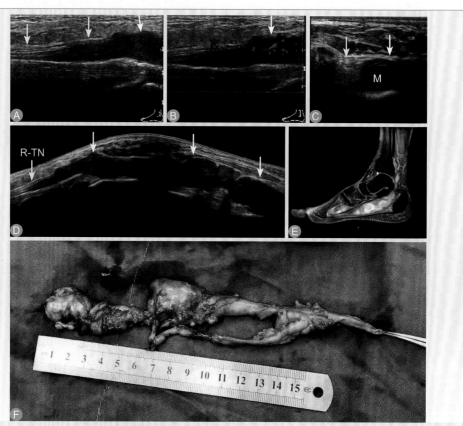

A.右内踝处探及一较长不规则实性偏低回声肿物（白箭）与胫神经（黄箭）相延续；B.CDFI：肿物（白箭）内可探及较丰富血流信号；C.踝管远端肿物短轴切面，可见肿物（M）与胫神经足底外侧支（白箭）关系密切，足底内侧支（黄箭）位于肿物内侧；D.宽景成像显示肿物（白箭）自内踝延续至足底远端，长约16 cm，形态不规则，局部呈极低回声；E.MRI矢状位T$_2$脂肪抑制序列显示趾长屈肌走行区可见巨大软组织肿块，呈高低不均混杂信号，与胫神经关系密切；F.手术切除的肿物大体，为不均匀增粗的"串珠样"肿物，质硬，与胫神经足底外侧支分界不清。R-TN：右胫神经。

图2-4-31　右足胫神经滑膜肉瘤

注：术后病理免疫组化结果显示：EMA灶（＋），Bcl-2（＋），CD20（－），CD3（－），S-100（－），Melanoma（Pan）（－），CD31（－），CD34（－），CK（－），结合组织学及免疫组化，考虑为滑膜肉瘤。

病例2：尺神经腱鞘纤维瘤

患者，男性，32岁，1年前无明显诱因出现左手内在肌萎缩，伴环、小指屈曲畸形，8个月前左手虎口处肌肉萎缩加重。神经电生理检查提示：左腕部尺神经深支远端严重损害。相关超声检查见图2-4-32。

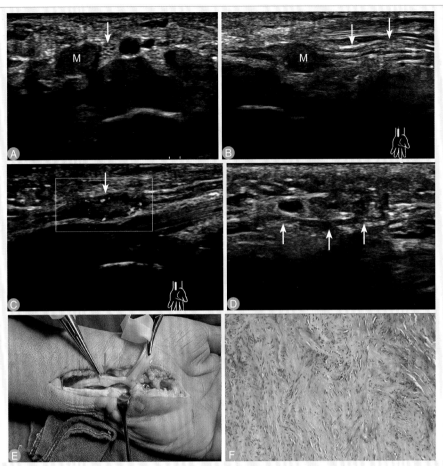

A.左侧腕横纹处尺神经短轴切面，于尺神经（白箭）尺侧探及一实性偏低回声结节（M），与尺神经关系密切，呈偏心性生长并挤压神经，内未探及"筛网状"结构；B.长轴切面，显示结节（M）位于尺神经上，与神经束（白箭）相延续，内未探及神经束回声；C.SMI：结节内探及少量血流信号（白箭）；D.左腕尺管内尺神经深支（白箭）形态、走行未见异常；E.术中照片，充分暴露尺神经结节（蓝箭）并向远端探查腕尺管；F.结节术后病理图片，提示腱鞘纤维瘤。

图2-4-32　左腕部尺神经腱鞘纤维瘤

病例解析：本例患者的临床症状、体征及电生理检查结果均提示尺神经深支损害，超声探查腕尺管内见尺神经深支形态、走行正常，仅在腕尺管近端尺神经偏尺侧探及结节。手术探查结果与超声所见一致。分析原因可能为尺神经在腕尺管近端神经纤维已经完成了功能分支，而偏心性生长的结节刚好累及尺神经深支的纤维，所以患者出现了尺神经深支受损的临床表现。另外，本例结节虽然位于尺神经内，但病理结果却提示腱鞘纤维瘤，说明肿瘤起源于邻近的腱鞘滑膜组织而向尺神经内生长并损伤神经，属于长在神经内的非神经源性肿瘤。

参考文献

[1] 丁文龙, 刘学政. 系统解剖学（第 9 版）[M]. 北京：人民卫生出版社, 2018: 1-412.

[2] 彭裕文. 局部解剖学（第 7 版）[M]. 北京：人民卫生出版社, 2008: 1-269.

[3] 朱家安. 周围神经超声显像 [M]. 北京：人民卫生出版社, 2017: 1-227.

[4] 王月香. 四肢肌骨经典病例超声解析 [M]. 北京：科学技术文献出版社, 2023: 1-407.

[5] 王月香. 四肢肌骨超声入门图解（第 2 版）[M]. 北京：科学出版社, 2021: 1-123.

[6] 陈定章, 郑敏娟. 周围神经超声检查及精析病例图解 [M]. 北京：人民卫生出版社, 2018: 1-197.

[7] 刘红梅. 肌骨超声临床诊疗学 [M]. 北京：科学出版社, 2020: 1-348.

[8] Padua L, Cuccagna C, Giovannini S, et al. Carpal tunnel syndrome: updated evidence and new questions[J]. Lancet Neurol, 2023, 22(3): 255-267.

[9] Wu WT, Chang KV, Hsu YC, et al. Ultrasound Imaging and Guidance for Distal Peripheral Nerve Pathologies at the Wrist/Hand[J]. Diagnostics (Basel), 2023, 13(11): 1928.

[10] 张月恒, 张岱捷, 刘小智, 等. 前臂滑膜肿物合并掌长肌肌腹变异致腕管综合征 1 例. 实用手外科杂志 [J], 2022, 36(3): 419-420.

[11] Wu H, Zhao HJ, Xue WL, et al. Ultrasound and elastography role in pre- and post-operative evaluation of median neuropathy in patients with carpal tunnel syndrome[J]. Front Neurol, 2022, 13: 1079737.

[12] 曹国瑞, 裴福兴. 创伤性异位骨化的研究进展 [J]. 中国修复重建外科杂志, 2022, 36(3): 386-394.

[13] 于光, 郑成燕, 羊鸿钧, 等. 异位骨化的形成机制和法医学鉴定 [J]. 中国法医学杂志, 2023, 38(4): 454-456, 459.

[14] Ahmadli N, Akgun K, Terlemez R, et al. Ultrasonographic evaluation of ulnar nerve morphology in patients with ulnar nerve instability[J]. Muscle & Nerve, 2024 Feb 15.

[15] Xiao TG, Cartwright MS. Ultrasound in the Evaluation of Radial Neuropathies at the Elbow[J]. Front Neurol, 2019, 10: 216.

[16] Boers N, Brakkee EM, Krijgh DD, et al. The diagnostic role of ultrasound in cubital tunnel syndrome for patients with a previous cubital tunnel surgery[J]. J Plast Reconstr Aesthet Surg, 2022, 75(11): 4063-4068.

[17] 常哲, 陈定章, 郑敏娟, 等. 高频超声诊断周围神经内、外囊肿致神经卡压的临床价值 [J]. 临床超声医学杂志, 2023, 25(11): 920-924.

[18] Shen J, Yang F, Chen W, et al. The Efficacy of Ultrasound for Visualizing Radial Nerve Lesions

with Coexistent Plate Fixation of Humeral Shaft Fractures[J]. Injury, 2021, 52(3): 516-523.

[19] Memon AB, Dymm B, Ahmad BK, et al. Suprascapular neuropathy: A review of 87 cases[J]. Muscle Nerve, 2019, 60(3): 250-253.

[20] Son BC, Lee C. Piriformis Syndrome (Sciatic Nerve Entrapment) Associated With Type C Sciatic Nerve Variation: A Report of Two Cases and Literature Review[J]. Korean J Neurotrauma, 2022, 18(2): 434-443.

[21] Matthews İK, Oytun Bayrak A, Türker H, et al. Diagnostic value of ultrasonography in peroneal neuropathy[J]. Turk J Med Sci, 2018, 48(6): 1115-1120.

[22] Bedewi MA, Alhariqi BA, Aldossary NM, et al. Shear wave elastography of the common fibular nerve at the fibular head[J]. Medicine (Baltimore), 2022, 101(11): e29052.

[23] 孟庆楠, 崔正军, 陈争光, 等. 体表软组织内侵袭性纤维瘤病的超声诊断价值[J]. 中国超声医学杂志, 2022, 38(3): 350-353.

[24] 姜士芹, 吴丽萍, 刘鸿玉, 等. 超声诊断侵袭性纤维瘤病的声像图特点及病理对照分析[J]. 医学影像学杂志, 2020, 30(11): 2104-2106.

[25] 张景锋, 张天, 王芮花, 等. 超声引导下肩胛上神经卡压症液压松解的疗效评估及复发因素分析[J]. 临床超声医学杂志, 2021, 23(7): 525-529.

[26] Jatoi M. Role of sonography in assessment of upper extremity nerve pathologies: A literature review[J]. J Med Imaging Radiat Sci, 2022, 53(2): 305-313.

[27] Kumar S, Mangi MD, Zadow S, et al. Nerve entrapment syndromes of the lower limb: a pictorial review[J]. Insights Imaging, 2023, 14(1): 166.

[28] 叶萍萍, 袁芳芳. 高频超声对正中神经纤维脂肪错构瘤的诊断价值[J]. 浙江实用医学, 2023, 28(1): 37-41.

[29] Xing G, Shang X, Huo X, et al. Fibrolipomatous Hamartoma of the Median Nerve: A Clinical Report of One Case and Review of the Literature[J]. Curr Med Imaging, 2023, 19(14): 1681-1684.

[30] 王平娇, 许永波, 孙芳. 高频超声对创伤性神经瘤的诊断价值分析[J]. 滨州医学院学报, 2020, 43(5): 359-361, 380.

[31] Zhou L, Huo T, Zhang W, et al. New techniques and methods for prevention and treatment of symptomatic traumatic neuroma: A systematic review[J]. Front Neurol, 2023, 14: 1086806.

[32] WHO Classification of Tumours Editorial Board. WHO Classification of Tumours. Soft tissue and bone tumours (5th en)[M]. Lyon: IARC Press, 2020: 254-257.

[33] Barry G Matthews; Colin E Thomson; Michael P Harding; et al. Treatments for Morton's neuroma[J]. Cochrane Database of Systematic Reviews, 2024, 2(2): 1-17.

[34] 潘旭月，王梅青，黄法森，等 . 超声引导下针刀治疗跖间神经瘤的临床研究 [J]. 中国中医骨伤科杂志，2021, 29(7): 34-38.

[35] Matthews BG, Thomson CE, Harding MP, et al. Treatments for Morton's neuroma[J]. Cochrane Database Syst Rev, 2024, 2(2): CD014687.

[36] Kalia V, Jacobson JA. Imaging of Peripheral Nerves of the Upper Extremity[J]. Radiol Clin North Am, 2019, 57(5): 1063-1071.

[37] 齐清华，王俊魁，吴志彬，等 . 超声在Ⅰ型神经纤维瘤病中的诊断价值 [J]. 中国医学影像学杂志，2023, 31(3): 276-280.

[38] 刘勋，魏玺 . 浅表软组织疾病超声诊断与病理对照图谱 [M]. 北京 : 科学技术文献出版社，2021: 1-262.

[39] 张冬梅，洪亮，马红伟，等 . 外周神经鞘瘤的超声特点及误诊分析 [J]. 中华医学超声杂志（电子版），2020, 17(5): 467-472.

[40] 金珍珍，郭稳，陈涛，等 . 超声鉴别诊断恶性外周神经鞘瘤与神经纤维瘤 [J]. 中国医学影像技术，2021, 37(10): 1534-1538.

[41] Saeki Yuji, Hattori Yasunori, Mane Satish Annabhau, et al. Plexiform Schwannoma of Digital Nerve[J]. J Hand Surg Asian Pac, 2023, 28(5): 609-613.

[42] 陈雨凡，何燕妮，周美君，等 . 外周神经源性肿瘤的超声诊断与鉴别诊断分析 [J]. 中国超声医学杂志，2021, 37(1): 87-89.

[43] 王瑞芬，韩永良，徐晓，等 . 恶性外周神经鞘膜瘤 4 例病理观察 [J]. 实用医药杂志，2020, 37(8): 724-727.

[44] 沈素红，陈超，刘淑粉，等 . 尺神经腱鞘纤维瘤超声表现 1 例 [J]. 临床超声医学杂志，2022, 24(3): 191-196.

[45] 沈素红，付卓，耿丰勤 . 胫神经滑膜肉瘤超声表现 1 例 [J]. 临床超声医学杂志，2021, 23(7): 540-545.